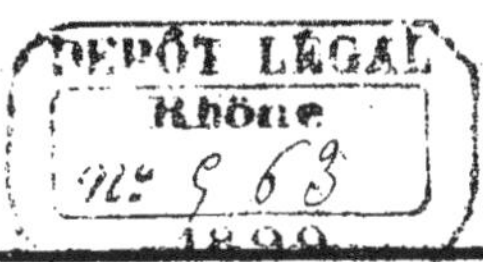

DE L'APPENDICECTOMIE

Indications. Contre-indications et Manuel opératoire

NÉCESSITÉ DE L'APPENDICECTOMIE PRÉCOCE

PAR

Le Dr Paul VIGNARD

Ex-Interne des Hôpitaux de Lyon et de la Maternité de l'Hôtel-Dieu,
Aide d'Anatomie à la Faculté de Lyon.

LYON

A. REY, IMPRIMEUR-ÉDITEUR DE L'UNIVERSITE

4, RUE GENTIL, 4

1899

DE

L'APPENDICECTOMIE

Indications. Contre-indications et Manuel opératoire

NÉCESSITÉ DE L'APPENDICECTOMIE PRÉCOCE

DE

L'APPENDICECTOMIE

Indications. Contre-indications et Manuel opératoire

NÉCESSITÉ DE L'APPENDICECTOMIE PRÉCOCE

PAR

Le Dr Paul VIGNARD

Ex-Interne des Hôpitaux de Lyon et de la Maternité de l'Hôtel-Dieu,
Aide d'Anatomie à la Faculté de Lyon.

LYON

A. REY, IMPRIMEUR-ÉDITEUR DE L'UNIVERSITÉ

4, RUE GENTIL, 4

1899

INTRODUCTION

S'il y a peut-être un peu de prétention à vouloir écrire encore sur l'appendicite, il y a aussi quelque courage. On trouverait difficilement un sujet qui ait défrayé à un plus haut point la chronique médicale. Celle-ci même paraît ne plus lui suffire et voilà que l'histoire de l'appendicite trouve asile jusque dans les revues littéraires et s'y encadre entre deux articles sur les idées coloniales d'un naturaliste américain et les idées musicales de M. Camille Bellaigue.

Dans la *Revue des Deux Mondes*[1], M. Dastre constate que l'appendicite est une maladie à la mode ; parce qu'on la connaît mieux sans doute, et qu'on sait lui rattacher nombre de cas enregistrés jadis sous des étiquettes diverses et peu précises. Après avoir rapidement envisagé la pathogénie et les formes cliniques de cette affection, il arrive au point délicat et s'exprime ainsi :

« La question qui a le plus divisé les médecins et les

[1] Numéro du 1er juillet 1899.

chirurgiens est celle du traitement. Faut-il ou ne faut-il pas opérer ? »

C'est celle aussi que le malade se pose avec le plus d'angoisse : « Faut-il se résigner à l'opération ? »

On comprend sans peine l'intérêt que présente la solution d'un semblable problème. Chacun s'y est essayé, et des discussions ardentes se sont élevées au sein des sociétés savantes. Elles viennent à peine de prendre fin à la Société de chirurgie et à l'Académie de médecine.

Il nous a paru que le moment était peut-être venu de les résumer et d'en dégager une idée directrice.

En présence d'une appendicite, à quel moment doit être proposée l'intervention et quelles conditions doit-elle réaliser dans les diverses formes de la maladie ? Telles sont les deux questions que nous nous sommes efforcé de résoudre au cours de ce travail.

Nous ne pouvions l'entreprendre sous une direction plus autorisée que celle de M. le professeur Poncet. Depuis dix ans, nombreux et variés sont les travaux qu'il a inspirés sur l'appendicite. Tous les problèmes qu'a soulevés l'histoire déjà longue de cette maladie née d'hier y ont été successivement abordés et M. le professeur Poncet lui-même a insisté maintes fois sur les deux points les plus importants : la pathogénie et le traitement.

Dès 1894, à l'Académie de médecine, alors que le traitement médical n'avait pas encore d'adversaires résolus, il insistait sur les dangers que faisait courir aux malades l'expectation vigilante et proclamait la nécessité de l'appendicectomie précoce même dans les formes bénignes de la maladie. Il a bien voulu mettre à notre disposition ses nombreuses observations; il a mis également à nous guider une bienveillance et une bonté dont nous le remercions bien vivement. Nous avons puisé largement dans son enseignement et dans ses notes ; si notre travail a quelques mérites, c'est à ces emprunts qu'il les devra.

Nous avons aussi demandé des conseils à l'expérience de M. Jaboulay et, comme tous ceux qui y ont eu recours, nous avons trouvé auprès de lui un accueil qui nous a laissé confus et reconnaissant.

Nous ne laisserons pas non plus passer l'occasion de remercier M. Auguste Pollosson des marques d'intérêt qu'il nous a données pendant les six mois que nous venons de passer dans son service.

Nous prions tous nos maîtres dans les hôpitaux, MM. les Drs Rochet, Josserand, Bard, Vallas, Augagneur, Vinay, Gangolphe, M. le professeur Bondet, de vouloir bien agréer l'expression de notre gratitude et de notre respect.

Au moment de quitter les hôpitaux et la vie de l'internat, notre souvenir se reporte tout naturellement vers ceux qui nous en ont préparé les voies et facilité l'accès. Nous sommes tout particulièrement reconnaissant au Dr Villard, chirurgien des hôpitaux, d'avoir bien voulu nous servir de guide et nous traiter en ami. Nous remercions aussi bien vivement MM. les professeurs agrégés Bérard, Paviot et M. le Dr Nicolas qui ont été nos premiers maîtres et nous ont donné de leur sympathie des témoignages qui nous sont précieux.

Nous n'avons pas besoin d'assurer nos camarades d'internat que nous emportons le meilleur souvenir de ces quatre années vécues en commun ; ils savent comme nous, qu'on n'en voit pas le terme sans regret.

DE

L'APPENDICECTOMIE

Indications. Contre-indications et Manuel opératoire

NÉCESSITÉ DE L'APPENDICECTOMIE PRÉCOCE

CHAPITRE PREMIER

APERÇU ANATOMO-CLINIQUE DE L'ÉVOLUTION DE L'APPENDICITE

Notre but n'est pas de donner ici un tableau détaillé et complet de l'évolution clinique de l'appendicite, cette étude a été fort bien faite dans des monographies et des articles de traités récents [1]. Nous n'avons rien à y ajouter.

Mais il est nécessaire de marquer rapidement les diverses phases par lesquelles peut passer une appendicite prise à son début, pour discuter ensuite à propos de chacune d'elles les indications et le manuel opératoire de l'appendicectomie.

Dans son emsemble, l'évolution de l'appendicite peut-être considérée comme la résultante de deux forces

[1] Guinard, *Traité Delbet et Le Dentu.* — Jallaguier, *Traité de Duplay et Reclus*, 2e édition. — Legueu, *Monographie.* — Monod et Vanverts, *Monographie* (Collection Léauté).

opposées : d'une part l'agent toxique ou infectieux, d'autre part la réaction de défense de l'organisme dont la manifestation première et la plus importante consiste dans l'inflammation du péritoine autour de l'appendice.

Parfois l'infection est légère, les micro-organismes limitent leur action à la paroi appendiculaire, la défense péritonéale est nulle ou peu marquée. Tout se borne à des douleurs localisées à droite, avec maximum au point de Mac Burney.

Les vomissements, d'ailleurs inconstants, cessent bientôt. La température reste normale ou le redevient rapidement. La circulation des matières quelque temps suspendue se rétablit.

C'est la forme que l'on appelle colique appendiculaire, en ne tenant pas compte de la notion pathogénique que Talamon avait attachée à cette expression [1].

C'est ce que l'on dénomme encore, au point de vue anatomique pur, l'appendicite pariétale.

Mais parfois l'attaque est plus vive. Soit qu'ils possèdent d'emblée une virulence plus grande, soit qu'ils l'aient acquise du fait de conditions dans le détail desquelles nous n'avons pas à pénétrer, les agents infectieux étendent leur action au delà de la cavité de l'appendice.

C'est alors qu'entre en jeu la réaction péritonéale.

Elle se manifeste par la persistance à des degrés variables des phénomènes généraux qui avaient marqué le début de l'appendicite, douleur localisée à droite, élévation thermique, nausées et vomissements, mais ce qui la caractérise surtout c'est l'apparition entre le deuxième

[1] Tripier et Paviot, *Arch. gén. de méd.*, juillet 1899.

et le troisième jour, « d'une plaque assez étroite qui s'élargit bientôt pour acquérir les dimensions de la main et même davantage. En palpant légèrement on éprouve la sensation d'un blindage doublant la paroi abdominale ».

Il va sans dire que ce plastron situé normalement au voisinage et au-dessus de l'arcade de Fallope, peut occuper des points tout différents et fort variables avec la situation de l'appendice. Nous reviendrons sur ces localisations à propos des abcès périappendiculaires.

L'évolution de l'appendicite peut en rester là, et le plastron, après avoir grandi progressivement, rétrocéder de même. On voit alors disparaître parallèlement la douleur et la température.

Le ventre recouvre sa souplesse, l'appétit reparaît et le malade ne conserve d'autre souvenir de son attaque, qu'un petit noyau induré dans la fosse iliaque, parfois même moins que cela, un peu de douleur à la pression au niveau de la région appendiculaire.

Telle est l'évolution de ce que l'on a appelé l'appendicite avec périappendicite plastique.

La résolution lorsqu'elle se produit, commence entre le sixième et le septième jour, quelquefois plus tard. Il peut même arriver qu'elle ne se fasse pas.

La péritonite plastique fait place à la péritonite suppurée. Alors la température qui oscillait entre 38 et 39 degrés se rapproche de ce dernier chiffre et le dépasse. Cependant Jalaguier a insisté sur la dissociation qui se manifeste parfois à ce moment entre le pouls qui reste petit et élevé, tandis que la température semble avoir plutôt des tendances à rétrocéder.

Contrairement à ce qu'on pourrait attendre, les signes locaux se modifient ordinairement peu.

La fosse iliaque reste très sensible, même à l'effleurement.

Le plastron, s'il en existait un auparavant, ne change pas nettement de consistance, et il ne faut pas trop compter sur la sensation de carton mouillé que signale Roux au moment de la formation du pus. Parfois même, chez les sujets à parois résistantes, la défense musculaire est telle qu'il est impossible de rien percevoir, sinon un empâtement diffus et profond.

Rares sont les cas où la fluctuation est manifeste, à moins qu'il ne s'agisse d'abcès très antérieurs ou très étendus.

Les indications fournies par la percussion légère sont également fort variables. On pourra passer par toute la gamme qui sépare le tympanisme de la matité la plus complète, et cela se conçoit, si l'on veut se rappeler les sièges divers et les migrations des abcès d'origine appendiculaire. Nous ne pouvons y insister ici[1].

Enfin une dernière et redoutable éventualité peut se produire. La virulence des agents infectieux atteint d'emblée son apogée, leur attaque est soudaine, foudroyante ; le péritoine n'a pas le temps d'opposer des adhérences, et

[1] Piard, *Suppurations à distance dans l'appendicite* (thèse Paris, 1896). — Velten, *Phlegmons sous-ombilicaux d'origine appendiculaire* (th. Lyon, 1899). — Dormoy, *Appendicite à forme pelvienne* (th. Lyon, 1897. — Barbet, *Appendicites avec abcès gauches* (th. Paris, 1898). — Benard, *Localisations extra-abdominales des abcès d'origine appendiculaire* (thèse, Lyon, 1898-99).

que l'appendice se perfore (ce qui arrive le plus souvent) ou qu'il résiste[1], une péritonite généralisée éclate.

De ce que nous la mentionnons en dernier lieu, il ne s'ensuit pas qu'elle soit toujours la conséquence et comme l'aboutissant des formes précédentes.

Il peut arriver que la péritonite se généralise par formation de proche en proche de foyers multiples ou par rupture d'un foyer primitivement enkysté. Jalaguier dit avoir noté cinq fois ce mécanisme sur 40 cas et nous-même en publions un exemple très probant.

Mais, le plus souvent, quand la péritonite est généralisée, elle l'est presque d'emblée dans les quarante premières heures qui s'écoulent depuis le début de l'appendicite.

Dans le chapitre suivant, nous aurons l'occasion de revenir sur la précocité de ces phénomènes péritonéaux qui évoluent parfois avec une rapidité extrême et peuvent répondre à l'un ou l'autre des deux types décrits par Jalaguier sous le nom de péritonite purulente et de septicémie péritonéale[2].

Appendicite pariétale, péritonite plastique, péritonite purulente enkystée, péritonite généralisée sous ses deux formes, telles sont les physionomies diverses que peut prendre une appendicite.

Nous les considérerons une à une et verrons pour chacune d'elles quelles sont les indications de l'appendicectomie.

[1] Margery, *De l'appendicite infectieuse aiguë sans perforation ni gangrène de l'appendice* (th. Lyon, 1892).

[2] Lasserre, *Appendicite perforante aiguë* (thèse, Lyon, 1897-1898).

Mais auparavant, et en dehors de ces cas définis, nous devons nous demander si l'appendicectomie n'a pas déjà des droits et des indications avant même que l'appendicite ne se soit constituée sous l'une des quatre formes que nous venons d'esquisser.

CHAPITRE II

DE L'APPENDICECTOMIE PRÉCOCE

Si l'appendicite était une maladie à évolution cyclique revêtant successivement et par une gradation ascendante les divers types que nous avons décrits, la notion de l'appendicectomie précoce n'aurait aucun fondement.

Malheureusement il n'en va pas ainsi. A un malade qui nous appelle dans les premières heures d'une crise appendiculaire nette, qui a été pris brusquement de douleurs abdominales vives avec prédominance marquée dans la fosse iliaque droite, qui a des nausées, même des vomissements, une température entre 38 et 38,5 et un pouls à 90, à ce malade nous n'avons le droit de faire aucun pronostic.

L'infection peut être légère et s'éteindre sur place rapidement, mais nous savons aussi qu'elle peut en moins de quarante-huit heures faire un moribond du sujet le mieux portant et le plus vigoureusement constitué.

Il semblerait légitime de supposer que les phénomènes de début dussent avoir une physionomie particulière dans les cas où l'infection prendra une marche foudroyante.

Mais lorsqu'on a vu évoluer plusieurs cas d'appendicite suraiguë, lorsqu'on a lu attentivement les observations de malades appartenant à cette catégorie et suivis dès le début des accidents, on se rend compte qu'il faut renoncer à trouver dans les symptômes des quarante-huit premières heures des éléments de pronostic.

Tous les auteurs qui ont écrit sur l'appendicite se sont efforcés d'en découvrir. Legueu[1] insiste sur le début brusque de la douleur généralisée à tout le ventre, la petitesse du pouls, la constipation absolue, les signes fournis par le toucher rectal; M. Poncet, dans la thèse de Lasserre[2] attire, à juste titre, l'attention sur l'intensité et la ténacité de l'état nauséeux; Jalaguier[3] fait ressortir la dissociation entre la température et le pouls, la persistance, après trente-six heures, des vomissements et de la constipation, l'absence de plastron dans la région de l'appendicite et l'altération du facies.

Mais, comme il en convient lui-même, tous ces symptômes ne sont pas les signes avant-coureurs de la péritonite, ils en sont la signature et lorsqu'on les constate, la vie du malade est plus que compromise.

Les observations d'appendicite perforante ou non, mais avec péritonite généralisée précoce, sont nombreuses dans la littérature médicale.

Mais le plus grand nombre pèchent par le manque de détails sur la toute première phase de la maladie. Ordinairement le sujet est amené à l'hôpital au troisième ou au quatrième jour en pleine péritonite. Les renseignements manquent totalement sur l'état du pouls, de la température, sur la réaction générale dans les premières

[1] *Loc. cit.*
[2] *Loc. cit.*
[3] *Loc. cit.*

heures. Il est peut-être permis de conjecturer que ces phénomènes devaient être peu alarmants pour que les médecins, appelés auprès des malades, n'aient pas jugé urgent de les faire hospitaliser et opérer.

Quoi qu'il en soit, ces observations ne viennent qu'indirectement à l'appui de notre opinion. Mais il en est d'autres plus rares, il est vrai, qui la confirment pleinement. Ce sont celles dans lesquelles le malade a été observé dès le début, les symptômes initiaux notés, et l'opération pratiquée assez tôt pour faire éclater la discordance entre la gravité de l'état local et le peu d'intensité des phénomènes généraux et objectifs qui le traduisaient au dehors.

On trouvera dans la communication de M. le professeur Dieulafoy[1] à l'Académie de médecine, plusieurs cas typiques. Nous ne les reproduisons pas ici, car ils ont été publiés dans plusieurs thèses, et on en trouvera l'exposé détaillé dans les cliniques de 1898[2]. MM. Pozzi et Baudoin[3] rapportent également un cas très instructif à cet égard. Il s'agit d'une appendicite « qu'en raison de la bénignité des phénomènes on aurait pu qualifier appendicite catarrhale simple. L'opération pratiquée quarante-huit heures après le début des accidents montra que l'appendice était déjà perforé et qu'il n'y avait pas traces d'adhérences, puisque l'anse oméga arriva jusque dans la plaie. Le péritoine fut drainé et le malade guérit.

Ces jours derniers, M. Robert Lœwy[4] vient de présen-

[1] Dieulafoy, *Bull. de l'Acad. de méd.*, 1897.

[2] *Clin. de l'Hôtel-Dieu.*

[3] Pozzi et Baudoin, *S. anat.* de 1896.

[4] Robert Lœwy, *Journal d'anatomie*, 1899.

ter à la Société anatomique des pièces de deux cas d'appendicite dans lesquels les phénomènes généraux étaient si peu accusés que les malades étaient venus à pied à l'hôpital.

L'un des deux fut opéré à l'entrée par M. Poirier. L'appendice présentait des lésions considérables, une poche énorme remplie de pus et deux concrétions calculeuses oblitérant l'appendice au-dessus de la poche.

La perforation pouvait se produire d'un instant à l'autre et il eût été trop tard pour intervenir, du moins très efficacement. Nous pourrions multiplier les exemples. Nous nous bornerons à citer les observations que nous avons trouvées dans la collection de M. le professeur Poncet et qui nous paraissent démonstratives.

Observation I

H. P..., onze ans, avait souffert à plusieurs reprises de douleurs dans le ventre, mais ne s'était jamais alitée.

Le 19 mars au matin, la malade ressentit une douleur vive dans la fosse iliaque droite et eut un vomissement. Cependant, elle alla à la messe, resta levée une partie de la matinée et ne s'alita que dans la journée.

Le médecin appelé porta le diagnostic d'appendicite de moyenne sévérité. Il n'y eut pas dans la journée de symptômes alarmants, mais seulement un état nauséeux persistant. La température oscillait entre 37 et 38 degrés.

La journée du 20 fut bonne ; cependant le soir la température monte à 39°3.

Mais l'état général était resté excellent. Nous avons eu l'occasion de voir récemment les personnes qui faisaient partie de l'entourage immédiat de la malade et elles nous ont confirmé qu'à ce moment trente-six heures après le début, rien ne pouvait faire prévoir ce qui allait arriver.

Le 21 au matin, la température était retombée à 38°8, mais le tableau symptomatique avait changé. Le professeur Poncet appelé en consultation constata les signes suivants :

Le facies était grippé, les yeux excavés, l'expression dolente. Etat nauséeux.

Le ventre à peine ballonné était douloureux partout, mais principalement au point de Mac-Burney.

On ne sentait rien dans la fosse iliaque.

Température, 38°8.

Pouls, 120.

L'enfant fut opérée quelques heures après.

A l'incision du péritoine, liquide fétide d'odeur aigrelette.

On cherche à détacher l'appendice, à peine adhérent aux anses voisines. Il s'écoule une cuillerée à café de pus blanc et épais.

Des fausses membranes grisâtres tapissent les anses intestinales.

L'appendice mesure environ 6 centimètres ; il a le volume d'une grosse plume d'oie.

A 15 millimètres de son sommet, perforation en puits évasé au dehors et dont on n'aperçoit pas l'orifice profond.

A l'incision de l'appendice, un calcul stercocal s'échappe, du volume d'un gros grain de blé.

L'appendice se compose de deux parties :

Une partie inférieure à parois épaissies (il doit s'agir ici d'un ancien processus inflammatoire).

Une deuxième partie séparée du reste par un resserrement marqué au-dessus duquel se trouvent les lésions inflammatoires qui ont abouti à la perforation.

L'appendice est réséqué et son extrémité supérieure maintenue entre les mors d'une pince aux bords de la plaie.

Drainage avec deux tubes de caoutchouc en canon de fusil. Mèches de gaze iodoformée.

Mort le surlendemain 23 mars à 10 heures du soir.

Nous ferons remarquer, en passant, que dans cet appendice, la perforation siégeait à la base, *au-dessus* du point rétréci. On ne saurait donc invoquer ici la théorie et le mécanisme de la cavité close.

Observation II

J. S..., vingt ans, comptable. A toujours joui d'une excellente santé.

Le 10 octobre dans la journée, il est pris brusquement de douleurs dans la fosse iliaque droite. En même temps il a un vomissement.

Dans la journée du 2 octobre, la douleur persista et les vomissements reparurent.

Toutefois l'état du malade était si peu alarmant que le médecin ne fut appelé que le 3 au matin, quarante heures à peu près après le début des accidents. Il conseilla au malade d'entrer à l'hôpital. Celui-ci *s'y rendit à pied* et s'y présenta avec les symptômes suivants :

Ventre peu douloureux, même dans la fosse iliaque droite. A la pression au niveau de celle-ci, sensation de résistance sans tuméfaction nette.

Au toucher rectal douleur nette et assez vive à droite qui fait confirmer le diagnostic d'appendicite.

T. R. = 38°7. P. = 110.

Le facies du malade ne présente rien de particulier.

Le malade arrivé le 3 au soir n'est opéré que le 4 au matin, en raison, sans doute, du peu de gravité que présentaient les symptômes.

Laparotomie : on trouve un appendice gangrené, contenant un calcul stercoral du volume d'une noisette.

Vaste péritonite suppurée

On fait un drainage par le rectum.

Mort le 6 octobre.

OBSERVATION III (citée dans la thèse de Lasserre).

M. M..., quarante-huit ans, homme vigoureux, mais diabétique, a eu plusieurs crises passagères de colique appendiculaire.

Le 5 mai, après souper, vers 8 ou 9 heures du soir, le malade

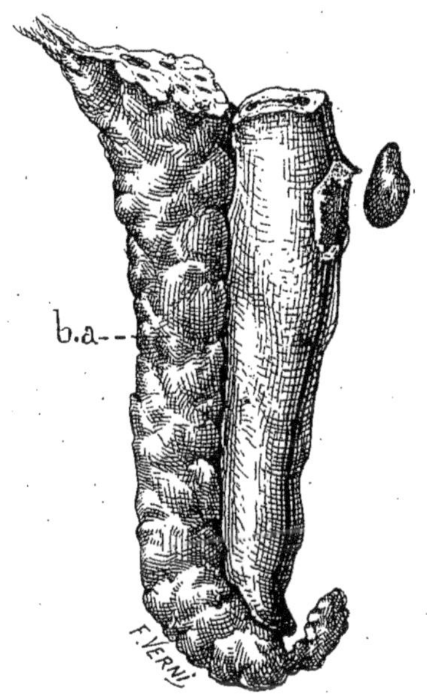

FIG. 1. — *ba*, Bourrelet adipeux épaissi.

est pris subitement de douleurs assez vives dans la fosse iliaque droite avec vomissements.

Le 6, état stationnaire. Rien d'inquiétant. Température 38°2.

Le 7 au matin, trente-six heures après le début, le malade est examiné par M. Bouveret qui constate un peu d'empâtement dans la fosse iliaque droite qui est douloureuse. Le reste du ventre est indolent. Rien au toucher rectal.

Les vomissements sont rares. L'état général reste bon. Température, 38°4. Pouls, 116.

Le 7 au soir, quarante-quatre heures environ après le début, la scène a changé, M. Poncet constate que l'abdomen est ballonné, douloureux au palper jusqu'à l'épigastre. Les traits sont tirés, le facies est terreux.

Le pouls est à 120.

Vomissements peu fréquents, seulement alimentaires et bilieux.

Laparotomie iliaque immédiate.

A l'ouverture du péritoine, liquide sanieux à odeur fécaloïde et aigrelette. Anses intestinales grêles congestionnées et recouvertes d'un mince enduit fibrineux. Appendice turgide, livide avec des plaques noirâtres et une perforation près de l'extrémité supérieure. Sur elle est appliquée une boulette stercorale.

Pince à demeure sur le moignon de l'appendice qui est réséqué.

Drains. Gaze iodoformée.

Mort le 10 mai au matin.

Dans l'observation qui suit, le malade appartenant au milieu médical a été suivi pour ainsi dire heure par heure depuis le début des accidents.

Nous-même l'avions vu dans les salles de la Faculté quelques heures avant les premiers signes du mal qui devait, quarante heures après, l'amener presque mourant à l'Hôtel-Dieu.

Observation IV

Appendicite suraiguë en trente-six heures. — Mort.
(Communiquée par M. le Dr Tixier).

B..., vingt-quatre ans. Dans les antécédents personnels, fièvre typhoïde à onze ans. Diphtérie à vingt-deux ans. Depuis, santé excellente. Tempérament extrêmement robuste.

Ce jeune homme que nous avions vu le 3 juin à 3 heures de l'après-midi et avec lequel nous avions causé quelques instants, était en ce moment en pleine santé et rien ne faisait prévoir même la plus légère indisposition.

Une heure et demie après, à 4 heures 1/2, il ressentit des douleurs abdominales assez vives du côté droit et crut à des coliques simples.

Le soir, il soupa à peine, se coucha aussitôt après, mais ne reposa pas.

A 3 heures du matin apparurent des vomissements alimentaires, qui se reproduisent dans la journée, en même temps que persistaient des douleurs à droite. Lavements glycérinés.

Le dimanche 4 juin à 8 heures 1/2 du soir, c'est-à-dire vingt huit heures après le début, M. le Dr Tixier vit le malade et porta d'une façon ferme le diagnostic d'*appendicite*. L'état général était très bon, le malade causait, ne souffrait pas beaucoup.

Température 38°8. Pouls, 80.

Pas de météorisme.

Pas de dyspnée.

Jeu du diaphragme parfait.

Peu de défense de la paroi.

Douleur nettement localisée dans la fosse iliaque droite. Rien à gauche.

Facies excellent.

Bien que l'état du malade fût à ce moment excellent, M. le Dr Tixier était décidé à l'opérer de suite, mais des circonstances particulières l'en empêchèrent.

On fait au malade une piqûre de morphine.

Lundi matin, 7 juin, à 7 heures, nouvelle visite.

Le malade sous l'influence de la morphine a dormi.

Mais le matin à 5 heures, il a été brusquement réveillé par une douleur atroce, aiguë et qui s'est rapidement généralisée à tout le ventre.

Le facies est péritonéal.

Le pouls à 104.

Température, 39°5.

Vomissements bilieux et porracés.

Météorisme assez uniforme.

Respiration superficielle. Pas de paresse du diaphragme ; toutefois la respiration affecte surtout le type costal supérieur.

Douleur extrêmement vive à droite.

Le malade est immédiatement amené à l'Hôtel-Dieu.

M. le professeur Bard appelé confirme le diagnostic et déclare urgente une intervention. Celle-ci est pratiquée à 10 heures du matin par M. le Dr Tixier. Incision de Roux. Ouverture large du péritoine, issue d'un liquide séro-purulent sans odeur fétide.

Les anses intestinales viennent aussitôt faire hernie. Elles sont rouges, congestionnées, sans fausses membranes, ni adhérences.

L'appendice n'est pas recherché.

On place un gros drain entouré de gaze dans la plaie et un Mickulicz à la partie supérieure.

Injection de 500 grammes de sérum artificiel.

Les vomissements ont persisté toute la soirée, mais le pouls était bon et la température s'était abaissée.

Débacle abondante de matières et de gaz, 1/2 centigramme de morphine en injection.

Mardi 6 juin. — T., 38 degrés. Elle n'a, du reste, pas varié jusqu'à la fin.

Bon état général, langue humide, pouls excellent.

Mais persistance de l'état nauséeux, du hoquet et des vomissements.

7 juin. — L'état n'a pas changé.

1200 grammes de sérum dans la journée.

Vers le soir, le facies est plombé, la septicémie péritonéale continue à évoluer.

Collapsus cardiaque. Caféine.

8 juin. — L'état empire. Pouls, 120-140.

Le soir, vomissements fécaloïdes, établissement d'un anus contre nature. Pas d'écoulement de matières.

9 juin, 5 heures du soir. — Mort dans le collapsus.

Observation V

Appendicite perforante aiguë. — Mort.

L..., cinquante-huit ans, est pris dans la soirée du 12 mars 1899 et, quelques instants après son repas, de douleurs vives dans la fosse iliaque droite, avec des signes d'obstruction intestinale. Ce fut le diagnostic que portèrent les médecins appelés auprès de lui.

M. le professeur Poncet, appelé environ soixante heures après le début, trouva le malade dans l'état suivant :

Etat général assez satisfaisant.

Le ventre, un peu ballonné, est très peu douloureux.

Pas de vomissements, mais nausées persistantes.

La température ne s'était jamais élevée au-dessus de 38 degrés et le pouls n'avait jamais dépassé 100.

Pas d'émission de matières ni de gaz.

En tenant compte des accidents éprouvés par le malade et de phénomènes analogues, mais atténués, qu'il aurait eus l'année précédente, M. Poncet fit le diagnostic d'appendicite perforante

L'opération, pratiquée aussitôt, montra la cavité péritonéale envahie par un liquide fétide, d'odeur gangreneuse.

L'appendice était sphacélé.

Le malade mourut le lendemain.

M. Guinard a rapporté tout dernièrement à la Société de Chirurgie le cas suivant que nous résumons :

Un jeune homme de dix-sept ans est pris brusquement dans la nuit de douleurs de ventre. Néanmoins, le lendemain, il se rend à son travail comme de coutume. Pris de vomissements, il est obligé de rentrer chez lui et se met au lit à midi.

M. Guinard le voit le soir, moins de vingt heures après le début

La température axillaire est à 38 degrés, le pouls à 100, plein et fort. Ces symptômes ne paraissent pas légitimer une intervention immédiate et M. Guinard se retire, après avoir recommandé le repos, l'opium, la glace, en un mot l'expectative médicale. Mais, quarante-huit heures après, il était brusquement rappelé et trouvait le malade presque mourant.

L'opération, pratiquée d'urgence, montrait un appendice perforé et des signes de péritonite. Le malade guérit.

Nous n'avons pu résister au désir de citer cet exemple, car c'est sur lui que M. Guinard s'est appuyé pour passer du camp des temporisateurs dans celui des interventionnistes.

On voit, d'après les exemples qui précèdent, qu'une appendicite qui doit évoluer vers la péritonite généralisée peut ne pas avoir de physionomie spéciale pendant les quarante-huit premières heures. Et même ce délai nous paraît encore un peu long. A la lecture de la plupart des observations, on s'aperçoit que la perforation se fait habituellement entre trente-six et quarante-quatre heures après le début. On a pu la constater au bout de ce temps dans certains cas, et, dans d'autres (obs. IV), certains phénomènes douloureux permettent de préciser le moment où elle s'est produite.

Dans un cas de M. Dieulafoy, elle était imminente vingt-deux heures après les premières douleurs et Routier[1] a pu la constater seize et vingt heures après le début de l'attaque.

Nous aurons achevé de montrer l'incertitude du pronostic quand nous aurons rappelé, ce qui est banal du reste, qu'une appendicite qui évoluera très simplement peut avoir un début dramatique et alarmant.

[1] *Société de chirurgie*, 1897.

En présence de ces cas, qui déroutent les cliniciens les mieux exercés, les auteurs professent des opinions différentes.

La plupart constatent avec amertume qu'en pareille occurrence la thérapeutique active intervient presque toujours trop tard. Puis ils se rassurent en songeant que de pareils accidents sont rares, si l'on s'en tient aux statistiques.

A vrai dire, quelques-unes sont plutôt favorables.

Renvers trouve une mortalité de 4 pour 100; Guttmann, 5 pour 100; Gaillard, sur 7213 cas, 8 pour 100.

Mais ce sont pour la plupart des statistiques médicales formées de chiffres pris un peu de toutes mains. En outre, ont dû certainement s'y glisser un grand nombre de cas douteux où l'on a qualifié d'appendiculaires des coliques passagères et en présence desquelles un chirurgien, si interventionniste qu'il fût, n'aurait jamais consenti à prendre le bistouri.

Enfin, tous les auteurs, et en particulier M. Reclus, ont insisté sur les causes d'erreur qui faussent ces grosses statistiques. D'ailleurs, il s'en faut que toutes soient aussi rassurantes.

Celles de Furbringer indique une mortalité de 12 pour 100.

Celle de Fowler donne 15 pour 100 de morts.

Celle de Lloyd[1] comprend 265 malades non opérés qui ont donné 205 morts.

Récemment, M. Chauvel[2] a apporté 83 cas traités

[1] Clinique de Reclus *(Sem. méd.)*.

[2] *Acad. de méd.*, 1899.

médicalement et pour lesquels la mortalité a été de 30 pour 100.

Mais si ces statistiques purement médicales nous prouvent que l'appendicite est une affection grave, elles ne nous montrent pas quelle est la fréquence de la péritonite généralisée précoce. Cependant, il nous est permis de supposer qu'elle a dû entrer pour une bonne part dans les complications qui ont entraîné la mort.

Les statistiques chirurgicales nous renseignent d'une façon plus précise. Dans celles-ci, ce ne sont pas les appendicectomies à froid, ce ne sont pas les ouvertures au bistouri de foyers de suppuration limitée qui élèvent la mortalité, mais ce sont précisément les cas de péritonite rapidement généralisée que l'on n'a pas pu prévoir et dans lesquels on est intervenu trop tard.

M. Chauvel, à côté de 83 appendicites traitées, en cite 88 dans lesquelles, malgré le traitement chirurgical, la mortalité s'est élevée à 31,8 pour 100.

Les statistiques, rapportées à la Société de chirurgie de cette année, présentent un chiffre respectable de morts presque toutes causées par la péritonite généralisée rapide.

Broca en a 15 pour 100.

Chaput près de 30 pour 100.

Peyrot, 20 pour 100.

Barette, de Caen, sur 18 cas d'appendicite, a eu 6 morts.

Hartmann, qui a réuni les cas de plusieurs chirurgiens, trouve 18 pour 100.

MM. Poncet et Jaboulay[1], sur 27 cas, ont eu 6 morts par péritonite généralisée précoce.

[1] *Revue de chirurgie*, 1892.

Enfin, dans la collection d'observations que M. Poncet a bien voulu mettre à notre disposition et qui représentent la presque totalité des cas d'appendicite opérés à la clinique depuis quatre ans, nous trouvons que 9 fois sur 64 cas, soit 14 pour 100, la mort est survenue du fait d'une péritonite généralisée déclarée dans les trois premiers jours.

Ces chiffres portent en eux un enseignement.

Jusqu'à présent on ne les a cités que pour établir les mérites comparés du traitement chirurgical et du traitement médical. Ils ne plaident ni pour l'un ni pour l'autre. La consciencieuse et très intéressante étude de Chauvel montre que la mortalité est sensiblement la même quelle que soit la thérapeutique employée. En effet, la péritonite généralisée est au-dessus des ressources de la médecine, et la chirurgie, qui peut à peine la combattre, n'a pas encore pris l'habitude de la prévenir.

En résumé, ce qui se dégage surtout des statistiques récemment apportées et sérieusement établies, c'est l'insuffisance du traitement opératoire tel qu'on le conçoit actuellement dans ses principales indications.

A ce point de vue, il est fort intéressant de suivre l'évolution des idées dans les discussions qui ont passionné les Congrès et les sociétés savantes, l'Académie de médecine et la Société de chirurgie.

Nous n'avons pas l'intention de résumer ici ces discussions, mais seulement d'en indiquer à grands traits l'allure générale, en ce qui concerne le traitement chirurgical de l'appendicite aiguë.

De 1890 à 1896 on est aussi peu interventionniste que possible. Reclus, Routier, Schwartz, Reynier, Roux, etc., tous sont d'avis qu'il faut temporiser pour opérer à froid.

Seule l'existence d'une collection nette peut décider l'intervention.

Les divergences entre les chirurgiens sont beaucoup moins profondes qu'ils n'ont l'air de le dire et ne portent guère que sur des points de détail. Chacun fixe arbitrairement et suivant sa propre expérience un délai au bout duquel l'opération s'impose si l'état général ne s'améliore pas et s'il n'y a pas de localisation.

Ce délai va de trente-six à quarante-huit heures avec Quénu et Demons jusqu'à quatre, cinq et six jours avec Reynier. Roux vante aussi les bienfaits de la temporisation et de l'intervention à froid[1]; on veut[2] une *formule précise mais qui permette de temporiser* pour juguler une maladie dont la marche est souvent foudroyante et presque toujours alors dissimulée.

C'était s'exposer à voir la discussion s'éterniser et la mortalité rester stationnaire, c'est-à-dire élevée.

De fait, le traitement de l'appendicite remplit encore jusqu'en mai 1899 les pages du *Bulletin de la Société de chirurgie* et la liste des morts ne se raccourcit pas, comme on en peut juger par les chiffres cités plus haut.

Cependant, en 1897, une note nouvelle s'était fait entendre. M. Dieulafoy[3], à l'Académie de médecine, avait vivement blâmé les lenteurs de la temporisation et, par des exemples que nous avons rappelés, il avait montré tout ce que l'on perdait à attendre et tout ce qu'on pouvait gagner à intervenir le plus tôt possible.

[1] *Congrès de Chirurgie*, 1895.

[2] *S. de chir.*, 1890, 1892, 1893, 1894, 1895 et 1896.

[3] Dieulafoy, *Bull. de l'Acad. de méd.*, 1897.

A ce propos, nous nous permettrons de rappeler ce que disait M. Poncet[1] à cette même tribune de l'Académie dès le mois de novembre 1894.

« Je suis partisan d'une intervention précoce. En présence de l'incertitude du pronostic même dans les cas qui paraissent les plus simples et, d'autre part, de l'innocuité d'une laparotomie iliaque faite aseptiquement, je n'hésite pas à recourir à l'incision lorsque ma responsabilité est seule engagée. »

Malgré ces avis autorisés, les travaux parus en 1897 et 1898 sur le traitement de l'appendicite aiguë ne marquent pas une tendance sensible vers une chirurgie plus interventionniste.

La thèse de Lavabre[2], celle de Cullianu[3], de Phocas[4], de Laizé[5], de Lecorney[6], les articles de Delbet [7], de Jalaguier, de Guinard, Legueu constatent qu'il faut opérer les abcès et laparotomiser les péritonites généralisées. Mais celles-ci, nous l'avons vu, sont souvent imminentes sans qu'on puisse s'en douter, et quand on inscrit en tête de l'observation d'un malade le diagnostic de péri-

[1] Poncet, *Bull. de l'Acad. de méd.*, 1894.

[2] Lavabre, *Intervention chirurgicale dans les diverses formes d'appendicite* (th. Lyon, 1897).

[3] Cullianu, *Traitement de l'appendicite* (bibliographie très complète) (th. de Paris, 1897).

[4] Phocas, *Appendicite et péritonite appendiculaire* (th. Paris, 1898).

[5] Laize, *Abcès enkystés péritonéaux* (th. Paris, 1898).

[6] Lecorney, *Contribution à l'étude du traitement de l'appendicite* (th. Paris, 1899).

[7] Delbet, *Arch. de méd.*, 1897.

tonite généralisée, cela équivaut presque à signer son certificat de décès.

A la Société de chirurgie, en 1898, M. Poirier, l'un des premiers, se range du côté des partisans de l'intervention précoce et, de l'étude de dix-sept cas, conclut que sous toutes ses formes et à tous ses degrés l'appendicite aiguë doit être opérée le plus rapidement possible.

Dans les discussions de cette année et en présence des résultats peu brillants apportés par un grand nombre de chirurgiens, on voit nettement se manifester un courant d'opinions en faveur de l'appendicectomie précoce.

M. Routier dit : « Je suis convaincu que, si l'on opérait les appendicites dans les premières heures, on aurait de magnifiques résultats. »

Il reconnaît qu'après avoir voulu souvent temporiser, il a été rappelé à l'hôpital dans la journée ou dans la nuit pour opérer, et qu'alors, il a trouvé des lésions beaucoup plus avancées qu'il ne croyait.

Il cite des cas où l'opération pratiquée seize heures, vingt heures après le début, a montré la perforation de l'appendice sans qu'aucun symptôme ait pu la faire prévoir.

M. Tuffier est d'avis qu'appelé au début on doit intervenir. MM. Reclus, Poirier, Potherat, Chaput, Segond, Hartmann sont tous aussi radicaux.

M. Kirmisson insiste sur la nécessité d'une intervention précise, adjure les médecins de montrer leurs malades de bonne heure aux chirurgiens et dit que l'on voit se reproduire pour l'appendicite ce que l'on constatait jadis pour les hernies étranglées qui arrivaient souvent à l'hôpital cinq à huit jours après leur étranglement.

Sur 25 cas d'appendicite envoyés à l'hôpital Trousseau, il a eu 11 décès par péritonite généralisée.

Cependant MM. Schwartz, Reynier, Broca, Lejars[1], Walther, Jalaguier restent malgré tout opportunistes et continuent de discuter sur le moment propice pour l'opération.

M. Gérard Marchand, en dehors des signes évidents de péritonite généralisée attend pour prendre le bistouri qu'il existe de l'empâtement, quelque chose de tangible.

Enfin, M. Brun prétend qu'il vaut mieux attendre et que, trouvât-on par l'intervention précoce un appendice perforé, on n'est pas sûr que le processus inflammatoire ne se fût pas localisé et suffisamment éteint pour permettre l'opération à froid.

Il en cite un cas :

A l'étranger, on retrouve aussi, comme le dit M. Reclus, toute la gamme qui va des abstentionnistes éventuels aux interventionnistes décidés; de Roux, Krogius[2] Schulten[3], en passant par Sonnenburg[4] jusqu'aux Américains.

Dans le traitement de l'affection qui nous occupe, ces derniers se sont toujours montrés opérateurs intransigeants et c'est en grande partie à leur initiative chirurgicale que nous devons la notion de l'appendicite.

Chez eux, l'accord est presque complet au sujet de l'appendicectomie précoce.

[1] M. Lejars, dans son récent *Traité sur les opérations d'urgence*, 1899, semble s'être rallié au parti des interventionnistes.

[2] Krogius, *Finska Lakar Handlingar*, 1897.

[3] Schulten, *ibid.*

[5] Sonnenburg, *Deutsch. Zeitsch. f. Chir.*, XXXVIII.

James Kennedy[1] y insiste dès 1896.

Presque en même temps, Beck[2] exprimait un avis analogue. L'année dernière, dans un long article, il est revenu sur cette question. Il estime, après renseignements, que le nombre des appendicites qui meurent aux Etats-Unis faute d'un traitement chirurgical hâtif est d'environ cinq mille par an, et il ajoute que ce nombre est certainement au-dessous de la vérité.

Commentant les paroles de Strumpell à propos du traitement chirurgical de l'appendicite : « Mieux vaut trop tôt que trop tard », il constate qu' « un tel avis venu d'un médecin aussi distingué, fait plus pour la propagation du traitement chirurgical que tous les efforts des chirurgiens ».

Parker Syms[3] dit : « Le seul danger dans l'appendicite consiste dans le retard qui peut être apporté à l'opération et celle-ci est assez peu dangereuse pour qu'on la pratique, même chez un individu qui aurait pu guérir par l'expectation ».

Nous touchons ici au côté délicat de la question et cette réflexion de Syms nous amène à résumer les arguments que se renvoient l'un à l'autre les deux partis en présence. Car, actuellement, la situation est nette et tranchée. Comme le disait M. Quénu[4] : « D'un côté les partisans du traitement chirurgical systématique, de

[1] J. Kennedy, Why we shoud operate early in appendicitis *(New-York. med. Journal*, 1896).

[2] Beck, *Berlin. klin. Woch.*, 21 septembre 1896 ; *New-York med. J.*, novembre 1898, Is appendicitis a surgical disease ?

[3] Parker Syms, *New-York med. J.*, 1897.

[4] Quenu, *Soc. de Chirurgie*, 1899.

l'autre les défenseurs du traitement chirurgical sélectionné.

On fait à ces derniers les reproches suivants :

1° Quelle que soit votre sagacité clinique, il ne vous est pas possible, dans le plus grand nombre des cas, de porter un pronostic ferme au début d'une appendicite.

D'une part, les exemples abondent de malades laissés avec une température de 38 degrés, un pouls à 90 et retrouvés au plus mal douze à quinze heures après.

D'autre part, vous citez vous-mêmes des malades dont la crise a cédé par la simple expectation et dont le début avait été marqué par des phénomènes tellement graves que vous n'avez pas pris le bistouri de crainte de tuer le patient. Et alors quel criterium pouvez-vous avoir [1]?

2° Pour opérer au moment précis où le processus infectieux tend à se généraliser, il est besoin d'une surveillance étroite et presque toujours impossible (Parker Syms dit « Prendre la température et le pouls toutes les quatre heures »).

En admettant même que votre vigilance soit constante, les premiers symptômes d'une péritonite, non pas peut-être généralisée, mais déjà très étendue, peuvent être assez réduits pour vous échapper, et vous risquez d'arriver trop tard.

3° Vous temporisez, dites-vous, pour enlever l'appendice et refaire une bonne paroi, mais dans plus de la moitié des cas, la formation d'un abcès ou la marche des accidents vous forceront à prendre le bistouri, et alors il vous arrivera souvent de ne rien réséquer du tout et de laisser ouverte la paroi pour les besoins du drainage.

[1] *S. de chirurgie*, 1899.

4° Vous admettez en majorité qu'après une première crise et l'orage passé, il est plus prudent d'enlever l'appendice et vis-à-vis d'un malade qui vous mande au début de sa crise, vous vous comportez de la façon suivante : vous le condamnez au lit et à un régime pendant quinze jours, trois semaines au plus. Pendant ce temps, il a, au bas mot, 10 chances sur 100 de mourir de péritonite aiguë et environ 50 à 60 pour 100 de faire un abcès et d'être opéré à chaud[1].

Admettons que rien n'arrive : Le malade va mieux, il ne souffre plus, il commence à manger, il escompte déjà le moment où il pourra reprendre sa vie ordinaire, et c'est celui que vous choisissez pour le remettre au lit en lui rappelant que maintenant vous devez lui ouvrir le ventre.

S'il y consent il ne court pas grands risques, c'est vrai ; mais vous pouvez ne pas trouver l'appendice enfoui dans des adhérences ; il peut y avoir, surtout derrière le cæcum, des abcès qu'il était impossible de soupçonner et dont l'ouverture vous obligera à drainer ; enfin si les morts sont rares, on en cite, et alors de quelle excuse vous couvrir aux yeux de ceux qui ne savent pas?

N'auriez-vous pas mieux fait de réséquer cet appendice dès le début, alors que vous étiez sûr de le trouver, alors que le malade souffrait et que des symptômes généraux

[1] Sur 86 appendicites vues par M. Broca, qui admet dans une certaine mesure l'efficacité du traitement médical et s'y conforme quand il le juge suffisant, 19 seulement ont pu se passer d'opération. Chez 67, c'est-à-dire dans une proportion de 78 pour 100, l'appendicite a été une maladie chirurgicale. (Thèse de Coittier, Paris, 1899.)

parfois graves rendaient acceptable à l'entourage une proposition d'intervention.

Les partisans de la temporisation répondent à leur tour :

1° Il est dangereux d'introduire dans la thérapeutique chirurgicale la règle de l'appendicectomie précoce, car imbu de cette idée qu'avant tout il faut se hâter, le chirurgien résèquera à tort et à travers non seulement des appendices malades et qui auraient peut-être guéri seuls, mais encore des appendices absolument sains, faute d'avoir pris le temps de préciser un diagnostic;

2° En admettant que celui-ci soit nettement posé, une intervention, si hâtive soit-elle, ne peut être pratiquée avant trente-six ou quarante-huit heures, car l'opérateur n'est guère appelé par le médecin ou le malade avant ce délai. Or on a trouvé des perforations à la seizième, à la dix-septième, à la vingtième heure ;

3° Il ne faut pas croire qu'appendice perforé ait forcément comme corollaire péritonite généralisée ou étendue. C'est ainsi que M. Brun a cité un cas où, malgré des phénomènes généraux très graves, la temporisation a permis d'opérer à froid et de constater une perforation certainement produite bien antérieurement lors de la crise aiguë[1];

4° Enfin quelle est l'innocuité de l'appendicectomie précoce? et si le malade la refuse et qu'il guérisse, comment légitimer ensuite à ses yeux la proposition d'intervention qu'on lui avait faite?

De semblables arguments ne sont pas sans valeur, mais ils ne sont pas non plus sans réplique.

[1] *Soc. de Chirurgie*, 1899.

D'abord, il devrait être entendu que, lorsqu'on parle d'opérer précocement une appendicite, c'est bien d'une appendicite qu'il s'agit et non pas de coliques hépatiques, néphrétiques ou autres, comme le dit M. Gérard Marchand.

Tout le monde sait que le diagnostic n'est pas toujours facile, que parfois même il est impossible, mais ces cas-là échappent à la discussion et quelle que soit la marche de la maladie, interventionnistes ou temporisateurs n'auront rien à se reprocher.

Il est vrai de dire que l'infection marche parfois plus vite que l'opérateur et que celui-ci peut se laisser devancer malgré toute sa diligence. Mais est-ce une raison pour se moins hâter ? et, d'autre part, ne vaut-il pas mieux arriver au début d'une péritonite qui se généralise qu'à la fin ?

Que seraient devenus tous les malades comme ceux de M. Dieulafoy, comme celui de M. Guinard dont nous avons relaté l'observation et comme tant d'autres dont l'histoire est racontée dans les *Bulletins de la Société de chirurgie* de cette année ?

L'appendicectomie précoce n'a pas la prétention d'amener à zéro la mortalité de l'appendicite, mais vise seulement à la réduire, puisque les statistiques les plus récentes nous la montrent encore oscillant entre 20 et 30 pour 100, quel que soit le traitement qu'on lui applique.

L'exemple de la rétrocession du processus, même après perforation de l'appendice, n'est pas aussi rassurant que l'on veut bien le dire.

Pour notre part, il nous semble que nous ne nous baserions pas sur lui pour prendre patience, si, atteint d'appendicite, nous avions la certitude qu'une perforation vient de se produire.

Reste le dernier argument : Quelle est l'innocuité de l'appendicectomie précoce? Lorsqu'on se pose cette question la première réflexion qui vienne à l'esprit est la suivante : Tout le monde est d'accord pour proposer la résection de l'appendice après une attaque; pourquoi serait-il plus dangereux de l'enlever au début de celle-ci?

Qu'espère-t-on en opérant à froid? sinon trouver le minimum de lésions et d'adhérences puisqu'on attend le plus longtemps possible la résolution des exsudats et la disparition de tout plastron.

L'opération précoce ne donne-t-elle pas les mêmes garanties et n'offre-t-elle pas les mêmes avantages?

En parcourant les derniers *Bulletins de la Société de chirurgie*, nous avons été heureux de trouver cet argument dans la bouche de M. Tuffier qui, s'adressant aux temporisateurs, leur dit :

« Croyez-vous que le danger de l'opération dès le début soit plus grand que celui de l'opération à froid? »

Ce sont là, nous en convenons, des preuves de raisonnement, voyons ce que disent les faits.

Pour établir par des chiffres les avantages de l'appendicectomie précoce, il ne suffit pas de comparer les statistiques de celle-ci à celles de l'appendicectomie à froid, bien que certaines puissent soutenir la comparaison.

Il ne faut même pas le faire. Car, l'appendicectomie à froid suppose que le malade a échappé aux conséquences graves de l'infection et de la suppuration, tandis que l'appendicectomie précoce n'a d'autre but que de les diminuer, d'abaisser la mortalité de l'appendicite, même en tenant compte des cas malheureux où l'acte opératoire par lui-même aura été nuisible au patient.

La seule comparaison possible et instructive est celle qui mettra en présence les résultats du traitement éclectique d'une part, et, d'autre part, ceux obtenus par un traitement aussi radical que possible.

La notion de l'appendicectomie précoce est de date encore trop récente pour qu'on puisse trouver des statistiques nombreuses et élevées.

Cependant, nous possédons déjà quelques éléments d'appréciation qui nous sont fournis par M. Dieulafoy.

Ayant mis, comme il le dit lui-même, ses actes en conformité avec ses paroles, il a fait opérer ses appendicites aussi précocement qu'il lui a été possible, et à l'Académie de médecine, en 1899, il a présenté une série de 61 cas avec 7 décès, ce qui donne une mortalité de 11 pour 100, chiffre notablement inférieur à ceux des statistiques chirurgicales et médicales citées plus haut.

James Kennedy cite deux séries de chacune trois cas.

Dans la première, l'expectation vigilante a donné deux morts.

Dans la seconde, l'opération pratiquée dans les vingt-quatre premières heures a donné trois guérisons.

Enfin, Carle Beck, de New-York[1], a eu l'occasion d'opérer dans les mêmes conditions de précocité 27 appendicites sans un décès, tandis que la mortalité s'est élevée à 24 pour 100 chez les malades auprès desquels il a été appelé dans les quarante-huit premières heures. A côté de ces séries, on commence à trouver plus nombreux dans la littérature médicale les cas où l'on est intervenu de bonne heure soit par principe, soit à cause de complications.

[1] *New-York Med. J.*, 1896.

En dehors des circonstances où les lésions étaient déjà irréparables et suffisaient à expliquer le décès, il ne semble pas que l'acte opératoire lui-même ait jamais porté préjudice aux malades.

On a rapporté tout récemment à la Société de chirurgie le cas d'un malade de M. Souligoux opéré trente heures après le début, l'appendice était en voie de perforation, mais il n'y avait ni pus, ni adhérences, et la résection fut facile.

M. Quenu en a mentionné un autre où l'opération fut pratiquée neuf heures après le début. Elle n'a présenté aucune difficulté ; l'appendice avait déjà son extrémité sphacélée.

Nous-même avons eu récemment l'occasion d'observer dans le service de M. le professeur Poncet un cas analogue, nous le résumons ci-dessous.

Observation VI

M..., vingt-quatre ans, domestique, a eu, à trois reprises, au milieu du mois de mai, des crises de coliques violentes, avec vomissements et prédominance marquée de la douleur dans la fosse iliaque droite, Elle a même, à plusieurs reprises, gardé le lit pendant quarante-huit heures.

Le mardi 30 mai, dans la journée, survint une nouvelle crise extrêmement pénible, accompagnée de vomissements abondants, qui déterminèrent son médecin à l'envoyer le lendemain, 31 mai, à l'hôpital, où elle arrive le soir.

Le cas n'est pas jugé suffisamment urgent pour faire appeler le chirurgien de garde.

Le lendemain, 1er juin, l'état général est bon, les vomissements se sont arrêtés depuis l'entrée à l'hôpital.

La température est à 38°,4, le pouls oscille entre 110 et 120.

Le ventre n'est ni ballonné, ni douloureux, sauf dans la fosse iliaque droite, où la pression est très pénible.

Pas de modifications de la peau.

Pas d'empâtement net, mais résistance de la paroi à ce niveau.

Rien au toucher vaginal, ni au toucher rectal. Constipation.

Au fond, rien d'alarmant ni dans l'état général, ni dans l'état local.

Néanmoins, environ trente-huit heures après le début, la malade est anesthésiée, et M. le professeur agrégé Bérard pratique une laparotomie iliaque. Le cæcum et l'anse grêle sont attirés au dehors. La cavité péritonéale est protégée autour par des compresses. On trouve déjà quelques adhérences et quelques exsudats à la surface de l'intestin. L'appendice est facilement trouvé à la face postéro-externe du cæcum. On le résèque, on invagine la muqueuse et on rabat par dessus le péritoine, dont on coiffe le moignon. Celui-ci est invaginé dans la paroi cæcale.

Suture à trois plans. Un petit drain dans l'angle inférieur de la plaie.

L'appendice a 8 centimètres de long, il est congestionné, rouge, dur. Ses parois sont épaisses. Il ne renferme que des matières fécales.

Dans l'après-midi qui a suivi, la malade, qui ne présentait pas d'antécédents névropathiques, a pris une crise au cours de laquelle elle a souillé et presque arraché son pansement.

Le lendemain, la température est à 38°4 et le pouls à 100.

Actuellement, 29 juin, elle est sur le point de quitter le service, très bien portante. Son départ n'a été retardé que par des accidents de suppuration superficielle dus sans doute à ce qu'elle avait arraché son pansement et porté les mains sur sa plaie au cours de la crise signalée plus haut.

En somme, dans cette opération comme, du reste, dans presque toutes celles qui ont été faites en de pareilles circonstances et parfois même plus tôt, l'acte opératoire est très simple et nous ne pensons pas qu'à froid on puisse faire moins de manœuvres ni opérer plus en dehors du grand péritoine.

Nous ferons aussi remarquer qu'ici la dissociation entre le pouls et la température était très nette, sans qu'il y ait pour cela un état local grave.

De cette longue discussion il nous semble qu'on peut dégager quelques considérations :

Les risques courus par un malade au début d'une crise appendiculaire ne peuvent être pronostiqués à coup sûr dans les quarante-huit premières heures.

Malgré une expectative vigilante, il peut faire de la péritonite généralisée, de la péritonite suppurée enkystée, toutes complications qui obligeront à opérer dans des conditions défectueuses.

En admettant même qu'il guérisse, il sera le plus souvent amené à subir une intervention soit à froid immédiatement après la crise, soit à la suite de nouvelles rechutes.

Or, l'appendicectomie précoce est une opération facile, simple, qui permet à coup sûr d'enlever l'appendice dans des conditions aussi bonnes qu'à froid et qui a l'avantage d'être proposée à un moment où des symptômes parfois inquiétants suffisent à la légitimer.

Les résultats qu'on en a publiés sont des plus rassurants.

Nous estimons donc qu'appelé auprès d'une appendicite pour laquelle le diagnostic aura été posé dans les quarante premières heures, le chirurgien devra se comporter de la façon suivante.

Il devra prévenir le malade et son entourage des diverses phases par lesquelles peut passer l'affection, en faisant entendre que la guérison peut survenir spontanément, mais qu'elle a grandes chances de n'être qu'apparente et de ne pas dispenser d'une opération. Il aura même le droit d'insister très vivement pour que celle-c soit pratiquée sans retard.

En terminant, nous ferons remarquer que l'on peut être très interventionniste et de très bonne heure, sans pour cela adopter le précepte un peu étroit et très critiqué : « Toute appendicite diagnostiquée demande qu'on prenne immédiatement le bistouri. »

Une formule aussi catégorique ne s'applique, selon nous, qu'aux cas, même légers, où le diagnostic est posé de bonne heure, et ceci nous ramène à insister avec Carle Beck et Kirmisson sur la nécessité pour le médecin, qui est appelé dans les premières heures d'une crise appendiculaire, de s'adjoindre un chirurgien, pour que celui-ci puisse poser ses indications et prendre à temps les dispositions matérielles qu'implique toute laparotomie. Mais ce n'est là qu'un désidératum, et il y aura des cas où, pour des causes multiples, le chirurgien ne sera appelé qu'au troisième ou quatrième jour, même plus tard. En général, à ce moment on peut considérer comme passée cette période dangereuse pendant laquelle l'infection se généralise d'une manière rapide. On a, pour baser son pronostic, non seulement l'état présent, mais la marche des accidents des premiers jours; la maladie a moins de tendance à dissimuler son allure sous des dehors trompeurs, et elle a généralement revêtu l'un ou l'autre des types que nous avons décrits dans le chapitre premier, et à propos des quels nous allons étudier maintenant les indications de l'appendicectomie. Nous verrons qu'il est encore des circonstances dans lesquelles elle devra être pratiquée de suite, et d'autres au contraire où quelque délai sera permis.

CHAPITRE III

DE L'APPENDICECTOMIE DANS LES DIVERSES FORMES D'APPENDICITE INDICATIONS ET RÉSULTATS CONTRE-INDICATIONS

Nous n'insisterons pas sur les indications de l'appendicectomie, dans ce que l'on appelle l'appendicite légère; ce serait nous répéter puisque nous avons admis que cette forme, ne pouvant être pronostiquée dans les quarante premières heures, était justiciable de l'appendicectomie précoce.

§ I. — Appendicite avec phénomènes de péritonite généralisée

Cette forme est appelée à devenir de plus en plus rare à mesure que le traitement chirurgical se fera plus hardi et plus précoce.

Comme nous l'avons vu au chapitre Ier, la péritonite généralisée peut être secondaire à la rupture, dans le péritoine, d'une poche purulente primitivement enkystée; mais, le plus souvent, le pus n'a pas le temps de se former: l'infection partie de l'appendice diffuse rapidement et se généralise en peu de jours. C'est la péritonite généralisée primitive. Nous avons indiqué dans les pages précédentes les chiffres et les motifs qui nous portent à croire qu'elle est fréquente.

Talamon[1] nous paraît être au-dessous de la vérité quand il estime à 8 pour 100 le chiffre des péritonites généralisées dans l'appendicite et, par contre, Maurin[2] et Weir poussent le tableau un peu trop au noir, en donnant les proportions de 50 et de 63 pour 100.

Si les auteurs diffèrent un peu d'opinion sur la question de sa fréquence, ils s'accordent presque tous sur celle du traitement. Il faut intervenir et rapidement. Cependant on trouve encore quelques temporisateurs qui, se basant sur certains cas, où malgré des apparences de péritonite généralisée, on a vu l'orage se calmer au bout de vingt-quatre heures et l'appendicite guérir seule, proclament qu'il ne faut pas se presser. Pour nous, nous ne comprenons pas ces hésitations; cette incertitude du pronostic, loin de nous paraître un motif d'abstention, nous semble au contraire militer en faveur d'une opération précoce. A ce propos, nous avons maintes fois entendu M. Poncet faire la remarque suivante : quand, au troisième ou au quatrième jour à dater du début des accidents, on ne sent aucune trace de localisation dans la fosse iliaque droite et que, malgré cela, la température se maintient autour de 39 degrés et le pouls autour de 100, avec persistance de l'état nauséeux, il faut opérer. Au lieu de se rassurer en pensant que les phénomènes locaux sont sans doute dissimulés par une situation rétro-cæcale de l'appendice, il faut songer que celui-ci n'est peut-être pas entouré d'adhérences et que d'un moment à l'autre, il est capable de déverser ses produits en plein péritoine.

[1] Talamon, *Bull. Soc. An.*, 1897.

[2] Maurin, th. Paris, 1890.

Dans les deux observations qui suivent, on pourra juger du service rendu aux malades en se conformant à ce principe.

Observation VII

Appendicite à répétition. — Résection de l'appendice au cours d'une rechute.

Mlle C..., quinze ans, a été bien portante jusqu'en juillet 1898, date d'une première crise appendiculaire. Depuis cette époque, deux autres crises. Constipation opiniâtre.

29 janvier 1899. — La malade fut prise, dans la nuit, vers les 10 heures du soir, d'accidents abdominaux caractérisés par des vomissements, des douleurs vives dans le ventre, surtout à droite. Le diagnostic porté par son médecin fut celui d'appendicite. Dans la soirée du 31 janvier, les douleurs s'étendirent à tout le ventre et dans la fosse iliaque. P. = 120. T. = 39°4.

Appelé dans la nuit, M. Poncet trouva à la malade un état général relativement bon. Le ventre n'était pas ballonné, mais il existait un état nauséeux persistant. Pas de vomissements, langue très sale. En un mot, rien d'alarmant dans l'état de la malade, chez laquelle on pouvait porter le diagnostic d'appendicite de moyenne sévérité. Pas de phénomènes locaux appréciables dans la fosse iliaque droite.

M. Poncet fut d'avis d'intervenir de suite.

Après chloroformisation, la palpation pratiquée méthodiquement ne permit pas davantage de sentir une tuméfaction quelconque.

Laparotomie iliaque. A l'ouverture du péritoine, issue d'une cuillerée de liquide séreux.

Le doigt introduit recourbé en crochet sent l'appendice qui est contourné en haut et très adhérent avec le cæcum et les anses grêles voisines. Il est d'une coloration rouge carminée, très tendu, du volume d'une grosse plume d'oie et de rénitence élastique.

Section de l'appendice près de sa base entre deux pinces pour pouvoir le libérer plus facilement. Dans les manœuvres de libération, on crève un abcès contenant une cuillerée d'un pus fétide. Au niveau de cet abcès, l'appendice présente une perforation. Ses parois sont épaisses, sa muqueuse est fongueuse; il n'y a nulle part de rétrécissement ni de corps étranger.

M. Poncet laisse des pinces sur le bord supérieur qu'il maintient au dehors avec de la gaze iodoformée. Mickulicz. Suites opératoires très simples.

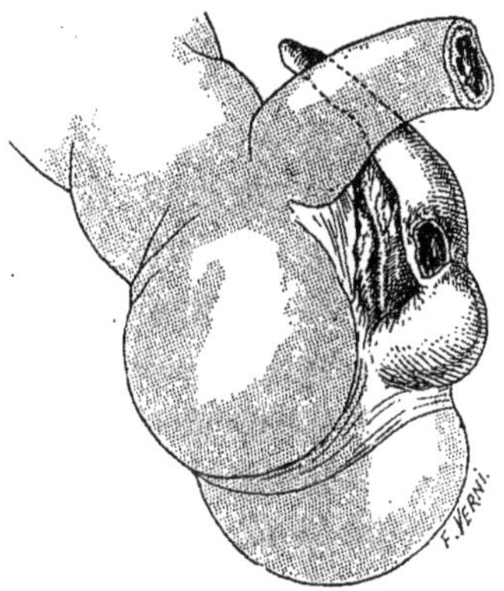

Fig. 2. — *p*, perforation.

Nous ferons remarquer que quarante-huit heures après le début des accidents il y avait déjà du pus et que l'intervention eût été certainement beaucoup moins laborieuse et dangereuse si elle avait pu être pratiquée quinze ou vingt heures plus tôt.

Observation VIII

M... V., âgé de dix-sept ans, a perdu un de ses frères, d'une appendicite perforante aiguë.

A eu trois attaques d'appendicite : la première remonte à trois ans et la dernière à quinze mois.

Depuis cette époque, il n'a jamais ressenti aucune douleur, n aucun malaise.

Le début de la quatrième attaque remonte au 28 décembre.

Le matin de ce jour, le malade ressentit de vives coliques dans le côté droit du ventre. Néanmoins, il se leva et alla à son magasin, où il fut pris de vomissements. Il rentra chez lui et s'alita.

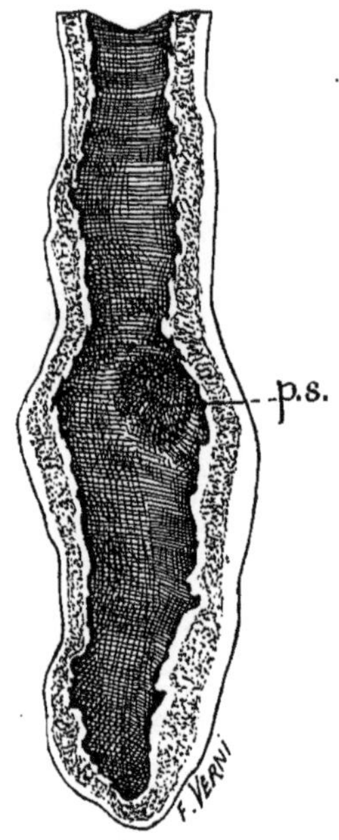

Fig. 3. — *p s*, point sphacelé.

M. le professeur Poncet fut appelé en consultation le soir du 29 décembre.

A ce moment, les vomissements avaient cessé. Le ventre, un peu rétracté, n'était pas douloureux, sauf en dedans de l'épine iliaque antéro-supérieure. Nulle part de tuméfaction appréciable. T. = 39°5.

Le lendemain matin, quarante-huit heures environ après le début, l'état était de même, mais la température était montée jusqu'à 40 degrés. Le soir, elle était revenue à 38°2 L'état général n'avait rien de grave. Pas de phénomènes locaux.

Malgré cette absence de réaction locale, M. Poncet décida d'intervenir, et, le 31 au matin, il pratiqua l'incision iliaque.

A l'ouverture du péritoine, il s'écoula environ 1/4 de verre de liquide louche.

L'appendice, long environ de 11 centimètres, était accolé à la face postérieure du cæcum et réuni à celle-ci par une petite bride qui siégeait à peu près sur le milieu de l'appendice. Au delà, celui-ci était libre et flottait dans la cavité péritonéale. Il était rouge, violacé, tendu, et semblait en imminence de gangrène.

Résection. Suture. Mickulicz dans le fond de la plaie.

Les suites opératoires furent très simples, et le malade quitta la maison de santé le 25 janvier.

A la coupe, l'appendice est sans calculs et sans rétrécissement notable. Il contient du liquide couleur chocolat. Pas de pus. La muqueuse est violacée, les tuniques sont très hypertrophiées, surtout à la partie inférieure. En un point, teinte grisâtre de sphacèle et amincissement indiquant une tendance à la perforation.

Les cas qui aboutissent à la péritonite généralisée en quelques heures sont analogues à celui-ci, en ce sens que le péritoine n'a pas de tendances à se défendre par des adhérences : le degré d'infection seul diffère.

Lorsque dans l'appendicite apparaît la péritonite généralisée, on a coutume de répéter que l'inflammation du péritoine prime tout et que la lésion appendiculaire passe au second plan.

Le principe est vrai, mais il ne faut pas vouloir en l'exagérant limiter de parti pris l'opération au drainage. L'appendice d'où vient tout le mal peut bien avoir été détruit par le processus gangreneux, mais le peu qui reste constitue une source d'infection; sans compter que parfois il est complètement perméable et continue de déverser dans le péritoine par une large perforation son contenu et celui du cæcum.

Pratiquée dans des conditions aussi mauvaises, l'appendicectomie n'a qu'une médiocre valeur, mais il faut néanmoins la pratiquer, à moins que la recherche de l'appendice n'expose à des manœuvres trop longues ou dangereuses.

Il faut bien le dire, malgré les ressources de la thérapeutique chirurgicale, la péritonite généralisée entraîne le plus souvent la mort. Les cas en sont malheureusement assez fréquents pour qu'il ne soit pas besoin d'en emprunter à la littérature médicale. Toute statistique d'appendicites en contient toujours une notable proportion. Nous en avons déjà cité cinq cas (chapitre II) ; nous résumons ici les autres. Nous avons laissé de côté ceux dans lesquels la péritonite pouvait être nettement attribuée à la rupture d'une poche préexistante et enkystée, pour ne retenir que ceux dans lesquels elle est survenue dans les premiers jours et sans qu'il y ait eu au préalable une phase de suppuration.

Observation IX

S. L..., quarante-trois ans, homme de peine. Rien dans les antécédents.

Début de l'affection, le 8 avril 1899, par des coliques peu violentes dans le bas ventre. Le 9 apparurent des vomissements qui durèrent jusqu'à l'entrée à l'hôpital, le 12 avril.

A ce moment, facies grippé, pâle, les yeux sont cernés. Les douleurs sont moins violentes sans localisation précise. Hoquet.

Pouls petit et rapide.

On ne sent rien à la palpation, sauf un peu de résistance dans la fosse iliaque droite.

L'opération pratiquée par M. Delore, donne issue à une sérosité louche. L'appendice facilement attiré au dehors est largement perforé en son milieu et donne issue par cet orifice à un calcul stercoral.

On observe un abcès qui se trouve à cheval sur le détroit supérieur. On était au quatrième jour des accidents.

Le malade meurt le 15 avril à midi.

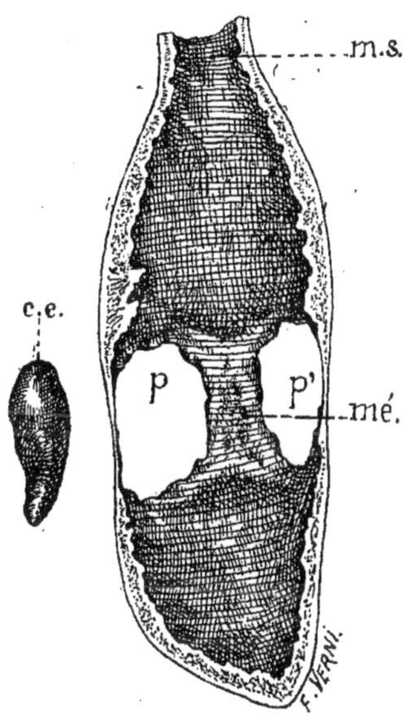

Fig. 4. — *m s*, muqueuse saine ; *mé*, point correspondant au méso, *c e* corps étranger.

A l'autopsie, péritonite généralisée qui semble dater de quelques jours déjà. Liquide assez abondant dans le péritoine. Il existe des adhérences et des fausses membranes qui présentaient déjà un commencement d'organisation.

Du côté de l'appendice rien de spécial, l'abcès qu'on a ouvert était bien drainé.

Observation X

T..., douze ans, l'affection a débuté le 30 juin, sans cause appréciable et sans phénomènes prémonitoires.

Les premiers phénomènes ont consisté dans de la douleur et quelques vomissements.

L'enfant est ramené de la Tour-du-Pin où il était en pension le dimanche 3 juillet. M. Poncet le vit le 4 juillet.

Le facies laissait un peu à désirer.

Le ventre légèrement ballonné était douloureux, surtout dans la fosse iliaque droite. Pas de tuméfaction appréciable.

La température était peu élevée, le pouls à 80.

A l'opération qui fut pratiquée le même jour, on trouva :

Une péritonite diffuse suppurée, des exsudats fibrineux et du liquide à odeur fécaloïde.

L'appendice aisément amené au dehors était rouge, gonflé et présentait à 15 millimètres de son extrémité une perforation à l'emporte-pièce des dimensions d'un pois.

Nulle part de corps étrangers ni de rétrécissement. Drainage et tamponnement à la gaze iodoformée.

5 juillet. — Nuit agitée.

Langue humide. P. = 110. T. R. = 37°8.

6 juillet. — Légère amélioration. Selle. T. = 37 degrés.

7 juillet. — Aggravation rapide de l'état général. Mort dans la nuit à 10 heures du soir.

Observation XI (citée dans la thèse de Lasserre).

M. S..., vingt-deux ans, a été pris dans la nuit du 5 décembre de douleurs dans la fosse iliaque droite.

Le Dr Bernay, son médecin et le Dr Bouveret consultés, diagnostiquent appendicite de moyenne sévérité.

M. Poncet, appelé le 10 décembre, trouve le ventre un peu ballonné et un peu douloureux. Les vomissements sont restés éloignés. mais il y a persistance de l'état nauséeux. Le facies et l'état général paraissent inquiétants.

A l'opération retardée jusqu'au 11, on trouve une péritonite suppurée, diffuse et une large perforation de l'appendice.

Le malade meurt onze heures après.

Observation IX

P. A..., dix-sept ans. Rien dans les antécédents.

Début dans la nuit du 22 au 23 novembre par de la douleur à droite et des vomissements. L'état reste stationnaire jusqu'au 26, et ce n'est que le soir que le malade entre à l'hôpital.

A l'examen : malade affaibli, facies abdominal, ventre peu ballonné et presque pas douloureux, sauf à droite où les muscles qui se défendent forment un plan résistant. T. = 38°2.

On pensa que le malade pouvait attendre et pour la nuit on mit de la glace sur le ventre.

Le lendemain, 27 novembre au matin, laparotomie iliaque qui donna issue à du pus et à de petits calculs stercoraux. L'appendice est gangrené. On le résèque et on draine.

Mort le 28 novembre.

A la lecture de ces observations, on peut se convaincre encore de la nécessité d'intervenir précocement, puisque pour deux malades au moins soumis à une surveillance médicale l'opération pratiquée au troisième ou au quatrième jour n'a pu empêcher une issue fatale.

§ 2. — Appendicite avec péritonite circonscrite et formation d'abcès.

Nous ne voulons pas insister ici sur les signes auxquels

on reconnaîtra l'existence d'une collection purulente. Nous rappellerons seulement que, si parfois le diagnostic en est facile, parfois aussi il est très délicat [1], soit à cause du siège profond de l'abcès, soit en raison d'une situation anormale, soit du fait de la difficulté que l'on éprouve à explorer une fosse iliaque quand le sujet est obèse et que les muscles résistent[2] La température et le pouls seront de précieux éléments d'appréciation et parfois même le chirurgien n'en saura pas d'autres pour se décider à intervenir. Au surplus, s'il a quelques doutes et surtout si les phénomènes généraux restent graves sans que la palpation permette de trouver une localisation précise, nous avons déjà dit qu'il agira prudemment en opérant aussitôt.

Mais supposons que le diagnostic est fait, quelle sera la ligne de conduite à tenir.

On pourrait croire qu'en vertu du vieil adage : *Ubi pus, ibi vacua*, tous les auteurs doivent être d'accord pour conseiller d'intervenir dans ces cas de péritonite localisée et suppurée. Il n'en est rien. Nous retrouvons la phalange des temporisateurs à outrance. Guttmann Furbinger, Ranvers[3] qui escomptent la résorption du pus, l'ouverture de l'abcès dans l'intestin ou demandent pour intervenir que l'abcès crève presque la peau.

Nous savons qu'ici la situation est moins grave : Des

[1] Vautrin, Appendicites anormales (*Rev. de gynécol. et chir. abd.*, 1898).

[2] Legueu et Boussenat, Appendicite à forme néoplasique (*ibid.*, 1898).

[3] Rocheron, th. de Lyon, 1892.

adhérences souvent solides isolent du foyer périappendiculaire la grande cavité péritonéale et l'opération ne s'impose pas avec l'urgence que nous lui avons assignée dans le paragraphe précédent.

Nous savons aussi que les épanchements purulents peu étendus peuvent à la rigueur s'enkyster et se résorber en partie, mais c'est une éventualité sur laquelle il est plus prudent de ne pas compter.

Enfin, il est également certain que l'ouverture d'un foyer périappendiculaire dans l'intestin est un dénouement heureux et à la suite duquel la guérison peut rester définitive.

Villaret[1] dans son travail inaugural inspiré par M. le professeur Poncet a réuni vingt-quatre cas de ce mode de terminaison. Il a montré que la perforation ne se faisait presque jamais dans l'intestin grêle et qu'elle se produisait trois fois plus souvent dans le cæcum que dans le rectum. Par contre, lorsque l'abcès s'évacue par la voie rectale les chances de récidive paraissent beaucoup moindres. Il n'y a pas eu de rechute dans les six cas qu'il cite, tandis que celle-ci s'est produite quatorze fois sur dix-huit cas d'abcès ouverts dans le cæcum.

Vladoff[2] a également rapporté quinze observations d'abcès appendiculaires ouverts dans la vessie, avec dix guérisons immédiates.

Nous le répétons, ce sont là de heureux hasards et ceux

[1] Villaret, *Des abcès appendiculaires ouverts dans l'intestin* (th. de Lyon, 1898).

[2] Vladoff, *Abcès appendiculaires ouverts dans la vessie* (th. de Lyon, 1898.)

qui conseillent d'attendre auraient dû mettre en regard de l'ouverture hypothétique d'un abcès dans une cavité naturelle la redoutable éventualité de sa rupture dans le péritoine :

A vrai dire, ce n'est pas là un accident extrêmement fréquent, mais sa possibilité seule doit hanter l'esprit du chirurgien qui constate l'existence d'un foyer purulent.

Nous relevons dans nos observations deux cas où la péritonite généralisée et la mort sont survenues par ce mécanisme.

Nous les résumons ci-après.

Observation XII

Claude D..., cinqnante-six ans, charpentier. A commencé à souffrir du ventre il y a un mois, mais les phénomènes péritonéaux sont plus accusés depuis quinze jours et depuis vingt-quatre heures le malade a de l'obstruction intestinale.

A son entrée dans le service, le 22 mai 1899, l'état général est assez bon. On constate aisément la présence d'une grosse collection dans la fosse iliaque droite et au niveau de la région appendiculaire. Cette masse est peu douloureuse à la pression et nettement limitée.

Quelques heures après son entrée à l'hôpital, le malade est pris d'agitation, de douleurs abdominales violentes, le pouls devient petit, le facies se grippe, les extrémités se refroidissent.

L'opération est pratiquée d'urgence.

Incision sur le trajet de la collection. A l'ouverture du péritoine, issue d'une petite quantité de liquide roussâtre, puis évacuation de la poche purulente périappendiculaire. L'appendice est perforé et adhère à la paroi antérieure de la poche.

L'état du malade est si grave que l'on draine simplement.

La mort survient douze heures après.

A l'autopsie, on trouve du pus dans tout le péritoine avec prédo minance dans le petit bassin et dans le flanc droit.

Dans une poche qui est perforée du côté de la grande cavité péritonéale, on retrouve ce qui reste de l'appendice. Celui-ci est presque complètement détruit dans ses 2/3 internes, il est encore

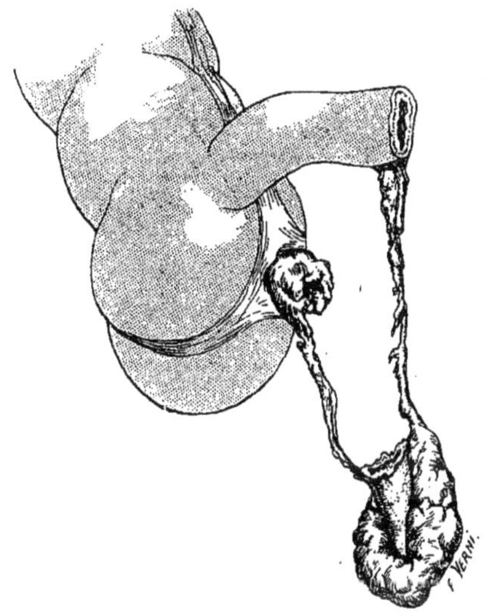

Fig. 5.

rattaché au méso-appendice qui se présente comme un fil portant à son extrémité un gros paquet inflammatoire (v. fig. 5).

Observation XIII

Jean M..., vingt-cinq ans. Rien dans les antécédents héréditaires ni personnels.

Le début de l'affection actuelle remonte au 8 septembre, il a été marqué par des coliques et de la diarrhée.

Le vendredi 9 ont apparu des vomissements qui se sont reproduits à plusieurs reprises jusqu'au moment de l'entrée à l'hôpital, le 11 au matin.

A ce moment, le facies est abattu, les traits sont tirés. Ni selles, ni gaz depuis trois jours. Peau brûlante, pouls rapide. Ventre peu ballonné mais douloureux surtout dans la fosse iliaque droite où l'on a une sensation d'empâtement sans fluctuation appréciable.

Dans la journée du 11, les vomissements ont cessé. Le soir la température est à 39°8, le pouls paraît plus ample et meilleur.

Le 12 au matin T. = 38°4.

Le soir T. = 38°7.

Une selle sous l'influence d'un lavement huileux.

Pas de vomissements.

Le 13 au matin T. = 36°8.

Le soir T. = 37°1.

L'état général paraît bon. L'état du ventre est le même, empâtement sans fluctuation.

A minuit environ, douleur terrible dans le bas ventre suivie immédiatement de vomissements porracés.

Le 14 au matin, facies péritonéal. Hoquet.

Extrémités froides. Pouls imperceptible.

Le ventre est peu ballonné, mais extrêmement douloureux.

Par le toucher rectal, on sent sur la face latérale droite du rectum une tumeur fluctuante et douloureuse.

Incision du rectum à ce niveau ; issue d'une grande quantité de pus fétide.

Mort à midi.

A l'autopsie, péritoine plein de pus, surtout dans le petit bassin, appendice en position normale contenant près de sa base un corps étranger, dur, de la dimension d'une grosse olive. Au-dessous, l'appendice est gangrené, la paroi est dissociée, mais il n'y a pas de perforation véritable.

Cette observation présente de l'intérêt à plusieurs points de vue. En premier lieu elle démontre la possibilité de la rupture d'un abcès dans le péritoine, ce qui n'est pas nouveau, mais en outre elle prouve que les collections périrectales en présence desquelles on conseille parfois de temporiser, peuvent, au même titre que les autres, se rompre en plein péritoine.

Il est regrettable que le toucher rectal n'ait pas été pratiqué dès le début, il aurait certainement dénoté l'existence de la collection pararectale que l'on a constatée et ouverte seulement *in extremis*.

Enfin l'autopsie a montré que l'appendice avait donné lieu à un processus suppuratif très étendu sans qu'il y ait eu aucune perforation.

Non seulement, un foyer de péritonite enkystée peut entraîner la mort par le mécanisme de la rupture et de la péritonite généralisée, mais il peut encore entraîner une issue fatale par son extension progressive, par les phénomènes de résorption dont il est le siège; en un mot, par septicémie.

M. Potherat a insisté à la Société de chirurgie de cette année sur la possibilité de pareille éventualité et a cité le cas d'une jeune fille de dix-huit ans vigoureuse et résistante, chez laquelle l'ouverture un peu tardive d'un abcès ne put empêcher l'affaiblissement progressif et la mort.

C'est vraisemblablement de septicémie par suppuration périappendiculaire prolongée que sont mortes les deux malades dont nous donnons ici les observations résumées.

Observation XIV

Joséphine M..., vingt-neuf ans, entre à l'hôpital le 9 janvier 1896.

A eu il y a deux mois des douleurs très vives dans le flanc droit avec vomissements. Depuis cette époque son état général a toujours été mauvais. Elle avait de temps à autre des vomissements et maigrissait progressivement.

Quelque temps avant son entrée à la clinique, elle a fait du pus par le rectum.

A son arrivée, on constate au niveau de l'arcade de Fallope et jusqu'à deux travers de doigt au-dessus un plastron induré, douloureux, sans fluctuation Il se prolonge au-dessus du pubis et dépasse du côté gauche la ligne médiane. Le reste de l'abdomen n'est pas douloureux ni ballonné. Rien du côté des reins, ni de la vessie.

La malade est amaigrie et a les yeux cernés et excavés.

Pouls petit. T. = 36°9.

A l'incision, on constate un état lardacé des muscles de la paroi, et on évacue une poche contenant environ un verre de pus extrêmement fétide.

Malgré l'incision et le drainage, la malade s'affaiblit et meurt le 12 janvier.

L'autopsie n'a pu être pratiquée, mais le siège de l'abcès, la nature du pus, le début des accidents et leur marche permettent presque d'affirmer qu'il s'agissait là d'une collection enkystée dont l'inflammation de l'appendice avait été le point de départ.

Observation XV

Cette observation a trait à une femme de soixante ans, rentrée à la clinique le 27 décembre 1898.

Depuis deux mois elle souffrait du côté droit du ventre et avait eu à plusieurs reprises des vomissements.

Au début de décembre, elle fut prise de vives douleurs dans la racine de la cuisse et vit apparaître à ce niveau une tuméfaction douloureuse et fluctuante que son médecin incisa et d'où sortit un verre de pus à odeur fétide.

A son entrée dans le service elle est fort amaigrie, présente une anorexie complète, parfois des vomissements, et à la cuisse à la partie moyenne et interne, un orifice par lequel sort, quand on presse sur le ventre un pus infect. Rien aux reins ni à la vessie, ni à la colonne.

Anesthésie. Agrandissement de l'orifice crural et incision de Roux dans la fosse iliaque. Le doigt, en explorant cette dernière, arrive sur la membrane obturatrice, au niveau de laquelle se trouve un orifice par lequel le pus a fusé vers la cuisse.

Contre la membrane se trouve fortement accolé un corps cylindrique, donnant au doigt la sensation de l'appendice retenu par des adhérences.

On draine.

Malgré des pansements fréquents et après une période d'amélioration, la malade meurt le 24 janvier 1899.

Donc, en présence d'une appendicite avec foyer de péritonite enkystée, il faut évacuer le pus aussitôt que possible.

Nous reviendrons au chapitre du manuel opératoire sur les diverses voies que l'on peut suivre, les incisions à employer et la manière de se comporter au cours de l'opération.

Pour nous conformer au titre même de ce paragraphe, nous devons seulement nous demander si oui ou non il y a lieu de pratiquer l'appendicectomie.

Dans les cas qui nous occupent, les adhérences qui cloisonnent le foyer et l'isolent du grand péritoine sont une sauvegarde. Avant tout, il faut éviter de les rompre et de détruire maladroitement les barrières que la nature a élevées en face de l'infection.

C'est pour qu'on n'ait même pas la tentation de les toucher que M. Quénu[1] a proposé de faire simplement

[1] *Soc. de Chirur.*, 1895.

une incision et, par un drainage convenablement placé, de créer pour le pus une sorte de cheminée d'appel vers laquelle il ne tardera pas à se faire jour. Il a cité ultérieurement trente-cinq cas où cette pratique lui avait donné les meilleurs résultats. Nous avons eu l'occasion de voir opérer, dans le service de M. Jaboulay, un malade par cette méthode, il s'en est fort bien trouvé et nous l'avons revu récemment en parfait état de santé.

Par contre, d'autres opérateurs[1] conseillent de rechercher l'appendice et se livrent parfois à des manœuvres imprudentes pour le découvrir. Il est certain que son ablation est un gage de sécurité ; aussi ne doit-on pas de parti pris négliger l'appendice lorsqu'on ouvre un abcès. Il faut tenter de l'apercevoir et de l'enlever, mais savoir s'arrêter dès qu'on éprouve des difficultés. Le fait de le laisser n'entraîne pas forcément le retour des accidents. Il est probable que, sous l'influence de l'inflammation et de la suppuration, l'appendice subit un processus d'atrophie et d'oblitération grâce auquel il cesse d'être dangereux[2]. De plus, il peut aussi être presque complètement détruit et s'éliminer avec le pus[3]. Il n'en reste comme vestige qu'un petit moignon attaché au cæcum et plus ou moins ratatiné et oblitéré. C'est là un processus que nous avons pu constater au cours de l'autopsie du malade qui fait le sujet de l'observation XII et dont le cæcum et l'appendice ont été schématiquement représentés plus haut.

[1] Sonnenburg, 25e Congrès Allem. Berlin, 1896. Sur 125 cas, il a pu sans accident réséquer l'appendice 92 fois. 33 fois, il a été obligé de l'abandonner.

[2] Letulle et Weinberg, *Soc. anat. de Paris*, 1897.

[3] Weinberg, th Paris, 1898.

En dehors de l'appui fourni par les constatations nécropsiques, la connaissance des résultats heureux obtenus dans les cas où l'appendicectomie n'a pas été pratiquée suffit à la contre-indiquer lorsquelle n'est pas facile.

Ces résultats ont fait l'objet de divers travaux.

Challiol[1] et plus récemment Ollivier[2] ont enquêté pour savoir dans combien de cas les crises appendiculaires s'étaient montrées de nouveau.

Ollivier a réuni les observations de 30 malades revus entre 5 mois et plusieurs années après l'ouverture simple de leur abcès, 28 n'ont pas eu de rechute véritable.

Dans une thèse de cette année, Coittier[3] a réuni 44 cas d'opérations à chaud, sans résection d'appendice. Sur ce chiffre, 3 malades seulement sont revenus se faire opérer parce qu'ils avaient de nouvelles crises. Il est vrai que 18 autres ont été opérés plus tard, dont 4 pour des fistules et 14 pour des éventrations, mais ce sont là des résultats dont nous reparlerons ultérieurement, quand nous envisagerons les complications de l'appendicectomie en elle-même et considérée seulement comme acte opératoire.

Dans la collection de nos observations, nous retrouvons 24 cas dans lesquels on s'est borné à ouvrir un abcès. Plusieurs nons ont été fournis par M. Jaboulay, que nous sommes heureux de pouvoir remercier ici du bienveillant accueil qu'il nous a fait. M. le Dr Desportes, de Trévoux, abien voulu nous faire parvenir un cas de sa pratique

[1] Challiol, th. Lyon, 1894.

[2] Ollivier, *Des résultats éloignés d'opération d'appendicite sans résection de l'appendice* (th. Lyon, 1897-98).

[3] Coittier Emile, *De l'avenir des appendiculaires* (th. Paris, 1899).

personnelle, à l'occasion d'un renseignement que nous lui demandions. Nous lui en sommes très reconnaissant. Sur ces 24 malades, 5 ont échappé aux recherches que nous avons faites pour les retrouver, 4 sont morts dans le service du fait de leur appendicite. Sur les 15 autres, nous avons pu avoir des renseignements.

Les résultats sont les suivants :

Il n'y a pas eu de nouvelle crise dans 13 cas.

Quelques douleurs encore, mais peu vives, dans 1 cas.

Enfin, nous avons appris la mort d'un malade du fait d'une péritonite généralisée, très vraisemblablement imputable à une nouvelle poussée d'appendicite.

Voici, résumée, l'observation de ce malade qui figure avec quatre autres dans la thèse d'Ollivier.

Observation XVI

D... Claude, cinquante-neuf ans, mécanicien, a eu à trois reprises des coliques appendiculaires. Le 12 juin 1896, il entre dans le service de M. Poncet, au douzième jour d'une nouvelle crise caractérisée par de la douleur dans la fosse iliaque droite, des vomissements et de la constipation. L'état général est bon, la température oscille entre 37°8 et 38°5.

On sent dans la fosse iliaque droite une tuméfaction en boudin, rénitente, mais sans fluctuation.

Incision pratiquée par M. le Dr Villard.

Ouverture d'un abcès. Drainage.

Au commencement de l'année 1898, c'est-à-dire deux ans après, le malade auquel on avait demandé de ses nouvelles avait répondu qu'il continuait de souffrir un peu, sans que cependant il eût été obligé de cesser son travail.

En avril 1898, il souffrit davantage et un jeudi matin, sans prodromes, fut pris de coliques très vives dans la fosse iliaque droite.

Il alla néanmoins à son travail, mais fut obligé de rentrer chez lui à 10 heures du matin et de s'aliter. Alors apparurent en même temps que de la constipation des vomissements verdâtres qui ne devinrent jamais fécaloïdes, le ventre se ballonna un peu, le malade alla en s'affaiblissant et mourut le surlendemain, samedi, environ quarante-huit heures après le début des accidents.

Des récidives aussi graves doivent être certainement rares, car, du fait même de la suppuration et du drainage, il se fait des cloisonnements qui barrent à l'infection le chemin du grand péritoine.

Mais les rechutes légères, les douleurs, au moindre écart de régime sont peut-être plus fréquentes qu'on ne le dit ; et, M. Walther, à la Société de Chirurgie de 1899, en signalait encore récemment douze cas. Enfin, pour pouvoir porter sur la valeur du drainage simple des collections périappendiculaires un jugement certain et définitif, il faudra l'appuyer sur des observations de malades suivis pendant très longtemps.

§ 3. Appendicite avec péritonite plastique.

Lorsqu'on est appelé au troisième ou au quatrième jour d'une appendicite sans phénomènes généraux accusés, et que l'on trouve dans la fosse iliaque un plastron net, peu douloureux, la conduite à tenir est un peu différente de celle que nous avons conseillé dans les formes précédentes; c'est le seul cas où l'on puisse faire des concessions à ceux qui préconisent la temporisation.

En effet, il est permis de supposer que l'appendice et le pus, car il y en a toujours, sont engainés dans des adhérences souvent très solides, et derrière lesquelles le péritoine est momentanément à l'abri. On ne se trouve pas, comme dans les premières heures, en présence d'une infection à allure encore incertaine et dont la marche peut dérouter tous les calculs. Au moment où nous le considérons, le processus a revêtu une physionomie particulière, et l'on peut, de la suite des symptômes reconstitués depuis le début, dégager quelques éléments de pronostic.

Cependant, ces garanties ne paraissent pas suffisantes à tous, et M. Dieulafoy[1] trouve que même cette forme plastique ne mérite pas l'épithète de rassurante que l'on veut bien lui donner.

Qu'elle puisse occasionner de très douloureuses surprises, c'est ce qu'on aurait mauvaise grâce à nier.

On trouvera dans les *Bulletins de la Société anatomique*[2] une observation de mort par péritonite généralisée, dans laquelle l'appendice était encerclé par des adhérences extrêmement résistantes, reliquat de poussées antérieures. Malgré ces barrières, l'infection avait gagné la cavité péritonéale et déterminé la mort.

Mais ces cas sont l'exception. D'ailleurs, lorsque nous parlons de temporiser, nous entendons qu'il n'est pas indiqué d'opérer le malade, toute affaire cessante, et qu'une surveillance étroite peut à ce moment suffire à dépister les complications. Il faudra épier les moindres modifications qui pourront seproduire, non seulement dans l'état local, mais encore dans les phénomènes généraux et surtout dans le pouls et dans la température. Si celle-ci s'élève, et surtout si la rapidité du pouls devient hors de proportion avec les phénomènes thermiques, il faudra redouter la transformation purulente des exsudats et prévenir par

[1] Dieulafoy, *Presse méd.*, 1er mars 1899.
[2] Mermet. *Bull. Soc. anat.*, 1890.

l'ouverture et le drainage l'extension du processus au péritoine. Nous retombons alors dansla forme précédemment étudiée de péritonite purulente enkystée. Nous n'insisterons pas. Mais souvent, entre le sixième et huitième jour, à partir du début, on voit la température qui oscillait autour de 38°5, s'abaisser progressivement, le pouls redevenir normal, petit à petit la paroi abdominale s'assouplir et la liberté du tube intestinale se retablir. C'est la période de la résolution qui commence. Les temporisateurs à outrance l'escomptent certainement avec trop de confiance au début de l'appendicite, mais les interventionnistes même les plus décidés doivent savoir compter sur elle dans les cas précis que nous avons indiqués et qui constituent le lot considérable des appendicectomies à froid.

Ici se pose un problème délicat. On a constaté un plastron au quatrième jour, et au huitième ou dixième tout est dans le même état, il n'y a pas d'aggravation, non plus pas de tendance à la résolution. Il faut savoir alors que d'autres dangers que la péritonite menacent le malade.

Piard, dans sa thèse, avait déjà parlé des suppurations à distance. M. Dieulafoy[1] a attiré particulièrement l'attention sur les complications hépatiques et sur les phénomènes de septicémie générale, auxquels peut donner lieu la présence d'un foyer septique en plein péritoine, Sonnenburg et d'autres insistent également sur le danger qu'il peut y avoir à laisser se prolonger l'expectation. Il n'est pas possible de fixer de délai précis, il suffit de rap-

[1] Dieulafoy, Du foie appendiculaire (Cliniques de l'Hôtel-Dieu) (*Semaine méd.*, novembre 1898).

peler ces complications d'ordre général pour qu'on s'attache à en désister les premières manifestations et pour qu'on sache rapidement les rattacher à leur véritable cause, lorsqu'on les constatera chez un sujet porteur d'appendicite plastique.

En résumé, sauf complications, il n'y a pas urgence en face d'une périappendicite plastique nette, à pratiquer l'appendicectomie. Aussi bien, celle-ci ne saurait être menée à bonne fin, au milieu des adhérences et des produits inflammatoires qui gênent le chirurgien.

Or, l'expérience et la clinique montrent que lorsqu'il n'y a pas eu suppuration véritable, l'appendice laissé en place constitue un danger permanent. Dans ces cas, comme le disait spirituellement Roux, le malade n'est assuré de sa guérison que lorsqu'il a son appendice dans sa poche. Aussi, l'indication de l'appendicectomie se posera-t-elle à la fin de la période de résolution, lorsque, les phénomènes généraux ayant cessé, l'appendicite aura revêtu la forme chronique.

§ 4. Appendicite chronique.

Un malade a eu à plusieurs reprises des crises de coliques appendiculaires, jamais alarmantes, mais gênantes par leur répétition au moindre écart de régime; ou bien, à la suite d'une appendicite médicalement traitée et en apparence guérie, le malade se plaint de souffrir encore dans la fosse iliaque droite, et vient demander conseil au chirurgien.

Sur la réponse à lui faire, l'accord est presque parfait. On lui conseillera l'appendicectomie. Actuellement, on semble vouloir étendre les indications de l'intervention, même aux cas où, après une première crise un peu grave, il ne reste plus de douleurs, surtout si l'on trouve encore une petite induration locale.

A la Société de chirurgie, presque tous les membres ont déclaré qu'il valait mieux enlever l'appendice après la première crise, et c'est à peine si les moins pressés font crédit jusqu'après la deuxième; c'est que, disent-ils, on ne peut pas prévoir ce que sera la prochaine crise, et peut-être ne faut-il pas trop partager l'optimisme de ceux qui estiment que les chances de perforation sont d'autant moins grandes, qu'il y a eu plus d'attaques[1].

Trois fois sur nos neuf observations de péritonite généralisée, le malade avait souffert antérieurement, et il en était de même dans plus de la moitié des cas où l'affection s'est terminée par un abcès.

L'appendicectomie est donc indiquée dans les cas de crises légères, mais répétées et à plus forte raison, lorsqu'il y a eu une ou plusieurs crises graves avec phénomènes généraux. Il faudra attendre pour la pratiquer que ces derniers aient complètement disparu.

C'est ce que l'on pourrait appeler l'appendicectomie prophylactique, et nous nous étonnons que les mêmes chirurgiens, qui la préconisent entre deux attaques, hésitent à la proposer dans les premières heures d'une appendicite qui débute. Nous ne voyons pas bien où serait la différence et nous croyons que l'opération, avec *toutes ses conséquences*, serait beaucoup mieux acceptée à ce moment.

[1] Jacob, th. Paris, 1893.

On s'est posé la question de savoir jusqu'à quel point le malade pouvait compter sur la guérison dans les cas où, par suite de difficultés insurmontables, il était impossible d'enlever l'appendice.

M. Quénu[1] a rapporté des cas de ce genre, on en retrouvera également un dans la thèse de Challiol. Mais il ne faudrait pas s'empresser de conclure que dans l'appendicite chronique la libération du cœcum et la destruction des adhérences suffisent. L'épine inflammatoire reste. L'appendice constitue, pour emprunter une comparaison, peut-être risquée, à la pathologie osseuse, une sorte de sequestre dont la présence est une cause permanente de phénomènes douloureux et inflammatoires. Kummel[2] et Roux, dont nous avons donné l'avis plus haut, estiment que la résection de l'appendice doit être le but de l'opération et que celle-ci est insuffisante lorsqu'elle ne l'a pas atteint. Il ne faut pas généraliser à l'appendicite chronique, les résultats souvent heureux que donnent la simple incision dans les cas où s'est formée une suppuration périappendiculaire.

Pratiquée à froid et aseptiquement, l'appendicectomie est une opération peu dangereuse et qui donne de bons résultats.

Nous les rappellerons simplement, car ils ont déjà fait l'objet de travaux nombreux et complets.

Damay[3] a signalé 98 pour 100 de succès.

[1] Quénu, *Appendicite à répétition*; *libération du cæcum sans résection de l'appendice. Guérison* (Soc. de Chir., 1892).

[2] Kummel, *17e Congrès des chirurgiens allemands*, 1890.

[3] Damay, th. Paris, 1894-1805.

Kummel[1] a eu 1 décès sur 51 cas.

Brun[2] rapporte 53 opérations sans un insuccès.

Nous retrouvons dans nos observations 20 cas où l'appendicectomie a été pratiquée à froid. Il y a eu une mort sur les causes de laquelle nous reviendrons.

Granboulan[3], dans sa thèse 1897, confirme les résultats que nous venons de signaler et fait une longue étude des accidents et des complications qui peuvent survenir. Nous pourrons les étudier ici, mais il nous semble que ces détails viendront mieux à leur place, à la suite de la description de la technique opératoire.

§ 5. De l'appendicectomie dans divers processus inflammatoires de l'apprendice.

Nous serons bref sur les indications et les contre-indications de l'appendicectomie dans certaines affections inflammatoires, telles que la tuberculose et l'actinomycose appendiculaires.

Cette dernière est rare et l'on trouvera dans l'article de MM. Gangolphe et Duplant[4] et dans la thèse d'Hinglais[5] des détails complets sur la ligne de conduite à tenir.

Quant à la tuberculose[6], lorsqu'elle est limitée à l'appen-

[1] Kummel, *Bull. méd.*, 1895.

[2] Brun, *Presse Féd.*, 10 mars 1897.

[3] Granboulan, th. Paris, 1897.

[4] Gangolphe et Duplant, *Revue de chirurgie*, 1897.

[5] Hinglais, th. Lyon, 1898.

[6] Delorme, Remarques sur la typhlo-appendicite tuberculeuse (*Gaz. des Hôp.*, 1892). — Reclus. *Bull. méd.*, 1893. — Benoît, *Tuberculose appendiculo-cæcale* (th. Paris, 1893). — Billon,

dice, elle donne lieu aux mêmes phénomènes et, par suite, aux mêmes indications que l'appendicite chronique. Mais, le plus souvent, le bacille de Koch s'attaque en même temps au cæcum donnant souvent lieu à des symptômes de tumeur et de cachexie ; dès lors, les indications changent, s'étendent et, du même coup, l'appendicectomie perd ses droits.

§ 6. De l'appendicectomie dans les hernies de l'appendice.

Lorsque l'appendice se trouve compris dans l'intérieur d'un sac herniaire avec d'autres portions de l'intestin et que, d'autre part, l'état général du sujet permet de prolonger un peu l'opération, il est utile de le réséquer. On peut le trouver seul dans le sac herniaire et là il donne lieu à des phénomènes fonctionnels analogues à ceux que produit l'occlusion du tube intestinal lui-même. M. Jaboulay nous en a communiqué un exemple que nous regrettons de n'avoir pu faire reproduire. L'appendice, fortement étranglé à sa racine et boursouflé à son extrémité, occupait seul la cavité du sac herniaire et celui-ci contenait en outre, une masse homogène semblable à de la gélatine, à de la gelée, et dans laquelle était coulé le processus vermiforme. Malgré que ce dernier fût fortement serré et transformé en cavité close, il était peu altéré et ne contenait pas de pus.

Tuberculose appendiculo-cæcale traitée par la laparotomie iliaque (th. Lyon, 1898). — Born, th. Berlin, 1897. — Carel, *Résection de l'anse iléo-cæcale* (th. Paris, 1897). — Cathelin Appendicite tuberculeuse (*Presse méd.*, juillet 1898).

CHAPITRE IV

MANUEL OPÉRATOIRE, COMPLICATIONS ET SUITES ÉLOIGNÉES DE L'APPENDICECTOMIE

§ 1er. Manuel opératoire.

De toutes les opérations qui se pratiquent sur les viscères abdominaux, l'appendicectomie est une des plus simples et des mieux réglées. Mais là, comme partout, il n'est pas toujours possible de réaliser le manuel opératoire dans tous ses détails. Diverses circonstances peuvent obliger à le modifier ou même à le laisser inachevé.

Nous allons envisager tout d'abord la technique de l'appendicectomie considérée à son maximum de simplicité et en nous plaçant en dehors des conditions spéciales que nous ferons entrer plus loin en ligne de compte.

Nous ne faisons que rappeler les précautions antiseptiques que l'on doit prendre avant toute laparatomie et qui devront être aussi rigoureuses que possible.

Plusieurs incisions ont été proposées pour aborder la région appendiculo-cæcale.

A. *Laparotomie médiane.* — On a d'abord songé à utiliser la laparotomie médiane, mais on peut la considérer actuellement comme une voie d'exception. Elle ne mène pas directement sur le cæcum, elle donne l'occasion de pratiquer en plein ventre des manœuvres qui sont dangereuses puisque, même dans les cas les plus simples, on a toujours affaire à un foyer infectieux.

B. *Laparotomie latérale.* — Elle a été proposée et pratiquée par M. Schuller[1] qui fait une longue incision sur le bord externe du grand droit. Mais, après réunion on a souvent des éventrations secondaires qui auraient fait abandonner ce mode d'incision, si Jalaguier[2] ne l'avait très heureusement modifié.

Son procédé se trouve décrit en détail dans tous les traités ; nous ne faisons que le mentionner ici.

C. *Laparotomie dans la fosse iliaque.* — Nous trouvons encore ici deux procédés également faciles et recommandables, celui de Mac Burney[3] et celui de Roux.

Dans le premier, on mène une ligne de l'épine iliaque antéro-supérieure à l'ombilic et perpendiculairement sur cette dernière, la dépassant en haut de 3 centimètres, on trace une incision longue de 10 centimètres.

Roux a placé son incision encore plus en dehors et c'est celle à laquelle on a recours le plus généralement et dans presque tous les cas. Elle se trace à 2 centimètres en dedans de l'épine iliaque antérieure et supérieure et se trouve à cheval sur elle, la dépassant en haut et en bas. Roux conseille de lui donner une longueur de 15 à 18 centimètres,

[1] Max Schuller, *Arch. de Langenbeck*, 1889.
[2] Jalaguier, *Traité de chirurgie.*
[3] Mac Burney, *Annales of Surgery*, 1894.

afin d'avoir le plus de jour possible et de pouvoir manœuvrer à l'aise. Il va sans dire que, sous anesthésie, l'opérateur pourra, par une palpation douce, chercher à se rendre compte, soit du maximum des lésions, soit de la situation du cæcum, et qu'alors il lui sera loisible de prolonger son incision d'un côté ou de l'autre, suivant que le gros intestin sera haut ou bas situé.

M. Grinda[1], de Nice, a proposé une incision de siège un peu particulier : « Elle suit le bord externe de la masse sacro-lombaire et s'incurve dans sa partie inférieure pour se prolonger parallèlement et à un travers de doigt au-dessus de la crête iliaque, jusqu'à 3 centimètres environ de l'épine iliaque antérieure et supérieure. »

Mais, comme en convient M. Grinda lui-même, ce ne peut être qu'une incision d'exception. Elle est parfaite dans les cas d'appendices haut situés, se manifestant par des phénomènes douloureux et parfois phlegmoneux dans la région lombaire, elle permet le drainage au point déclive ; par contre, elle est insuffisante dans les cas ordinaires, surtout lorsqu'on est obligé de se livrer à des recherches minutieuses et à des manœuvres délicates.

Enfin Carle Beck se loue beaucoup d'une incision pratiquée sur une ligne qui s'étend de la symphyse du pubis à l'extrémité antérieure de la 11e côte. Elle commence à trois travers de doigt de cette dernière pour s'arrêter à trois travers de doigt du pubis.

Actuellement et sauf indications spéciales, c'est à l'incision de Roux ou de Jalaguier que l'on a habituellement recours.

[1] Grinda, *Congrès de Moscou*, 1897.

Après incision de la peau, on s'attaque aux plans musculo-aponévrotiques. Leur section se fait dans le procédé de Jalaguier, avec quelques particularités pour lesquelles nous renvoyons aux traités. Dans le procédé de Roux, on incise le grand, le petit oblique, le transverse jusqu'au tissu cellulaire sous-péritonéal. Toutefois, Max Schuller recommande, pour éviter l'éventration, de ne pas sectionner, mais simplement de dissocier et d'écarter à la sonde les fibres du petit oblique et du transverse. Après ouverture du péritoine, on tombe, soit d'emblée sur le cæcum, soit sur de l'épiploon ou sur des anses grêles qui le masquent. Il faut alors les repousser et prendre dès ce moment toutes les précautions nécessaires pour protéger de tout contact infectieux la grande cavité péritonéale. Des compresses de gaze stérilisée, placées en dedans du cæcum, l'isoleront du reste de l'intestin et serviront de barrière de ce côté-là. Dans les cas les plus simples, les adhérences péritonéales sont molles, faciles à dilacérer, le cæcum peut assez facilement être amené entre les lèvres de la plaie et tout se passe presque en dehors du ventre.

On sait que l'appendice prend naissance sur la face postéro-interne du cæcum, au niveau du point où viennent se réunir les trois bandelettes musculaires qui donnent au gros intestin son aspect caractéristique. Par conséquent, l'une quelconque d'entre elles peut servir de ligne directrice et suivie jusqu'à son origine, conduire sur la base de l'appendice. Mais le trajet de la bande postéro-externe ne peut être suivi, celui de la bande antérieure est également contourné et l'on conseille le plus généralement de chercher la bandelette postéro-interne dans le prolongement de laquelle se trouve précisément de l'appendice.

Il est ordinairement facile à reconnaître et nous passerons sur ses caractères ordinaires, nous réservant de revenir tout à l'heure sur les difficultés auxquelles peut donner lieu sa recherche. Lorsqu'on l'a trouvé, on le libère peu à peu, de façon à l'avoir sous les yeux en entier avec son méso. Avec une aiguille ou une pince portant un double fil on traverse le méso près de l'appendice, on entrecroise les fils à la manière d'une ligature en chaîne et tandis que l'un étreint les vaisseaux du méso-appendice, l'autre enserre l'organe lui-même à 1 centimètre environ de sa base.

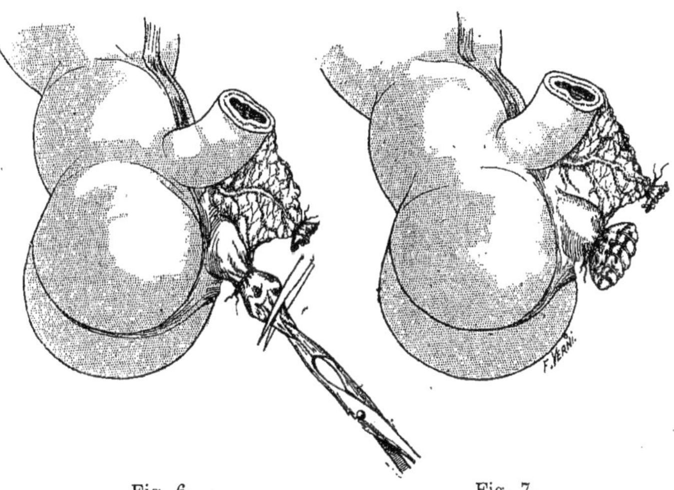

Fig. 6. Fig. 7.

Il est prudent de le vider de son contenu par expression avant de le lier définitivement, et c'est également pour éviter la souillure de son contenu qu'on le coupe souvent entre deux ligatures.

A ce propos, nous croyons qu'il vaut mieux ne pas placer de pince hémostatique, sauf cas spéciaux, sur le moignon appendiculaire qui doit rester appendu au cæcum, surtout si l'on veut en obstruer l'extrémité avec une suture. En effet, pendant le temps que dure celle-ci, la pression est assez vive pour altérer les parois du petit organe et favoriser son ouverture secondaire dans le péritoine.

Lorsque l'appendice a été réséqué avec la partie inférieure de son méso, quelques auteurs se bornent à détruire sa muqueuse au thermo-cautère, mais la plupart conseillent, et cela est plus prudent, de procéder de la façon suivante :

On détruit la muqueuse soit au fer rouge, soit, ce qui est plus simple, en l'excisant avec des pinces et des ciseaux. L'intérieur de l'appendice étant ainsi un peu évidé, le péritoine qui le recouvre flotte à son extrémité ; on l'adosse à lui-même avec quelques points de suture et on ferme ainsi toute communication avec le péritoine (voy. fig. 6).

On draine ou non, suivant les lésions trouvées et l'on fait autant que possible une suture à étages pour prévenir l'éventration.

Quelques auteurs, par surcroît de précautions, enfouissent l'appendice dans la paroi du cæcum et le recouvrent complètement avec le péritoine de celui-ci.

Tout est terminé, et, comme on le voit, rien n'est plus simple. Mais c'est là une opération presque idéale et telle qu'on peut la pratiquer seulement dans les cas d'appendicite légère, ou dans les premières heures d'une crise, ou bien encore longtemps après une attaque lorsque tous les exsudats ont eu le temps de fondre et de disparaître. Mais nous savons que le chirurgien ne peut pas toujours choisir son moment et qu'il est telles circonstances qui peuvent l'obliger à modifier le plan opératoire. Nous allons les examiner.

1° *Appendicectomie dans la péritonite généralisée ou étendue.* — Nous avons déjà indiqué plus haut qu'il était préférable de recourir dans tous les cas, même dans celui-ci, à la laparotomie iliaque sans préjudice des contre-ouvertures qui peuvent être faites. On a beaucoup insisté ces dernières années sur ce point, que des péritonites qui paraissaient généralisées n'étaient au fond que de vastes péritonites enkystées avec maximum des lésions dans la fosse iliaque droite. C'est donc là qu'il faut tout d'abord se porter. Si après incision iliaque on trouve du pus en abondance, si l'on ne voit pas les anses grêles venir plus ou moins rouges, vascularisées et enflammées faire hernie à travers la plaie, il y a des chances pour qu'on ait affaire à un grand enkystement dont il est inutile et même dangereux de rechercher les limites extrêmes. On peut se borner à placer deux gros drains autour desquels, par précaution, on enroule une mince lanière de gaze stérilisée. On s'abstient de laver et on panse simplement.

Au contraire, si après l'ouverture du péritoine on voit s'écouler une petite quantité de liquide séro-purulent louche, si les anses grêles apparaissent rouges, vascularisées, recouvertes d'un léger enduit pseudo-membraneux, il est à craindre que la péritonite ne soit sinon généralisée, du moins très étendue. Il faut alors pratiquer une deuxième incision dans le flanc gauche.

Constate-t-on des lésions semblables, on draine de part et d'autre. Mais si la laparotomie gauche montre que le processus inflammatoire n'a pas encore diffusé jusque-là, on se reporte du côté droit, on agrandit au besoin la première incision et non seulement on draine, mais on place aussi un Mickulicz. Celui-ci n'a pas pour but de drainer ;

on sait, en effet, que la gaze facilite peu l'écoulement des liquides. Mais, dans certaines formes de péritonites, il y en a fort peu: un tube de caoutchouc convenablement placé suffit au drainage. Ce qui importera avant tout, c'est d'empêcher ce qu'on nous permettra d'appeler le brassement de l'intestin dont les anses malades vont inoculer autour d'elles les parties saines de la cavité péritonéale. La gaze possède à un haut degré la propriété d'agglutiner en quelques heures autour d'elle des paquets intestinaux, et, par l'immobilisation qu'elle leur impose, elle met obstacle à la diffusion de l'inflammation. Peut-être est-ce à l'application de ce principe que sont dus les succès obtenus par Israël[1] dans des cas de péritonite très étendue. En effet, cet auteur fait une large incision cruciale de la paroi et recouvre ensuite l'intestin avec de larges tampons de gaze. Par ce procédé, les liquides peuvent parfaitement s'écouler, et si, par bonheur, les lésions ne sont pas généralisées, les anses malades se trouvent étalées et fixées. Pendant le semestre que nous avons passé dans le service de M. Auguste Pollosson, nous avons eu plusieurs fois l'occasion de voir traiter des ventres par l'exposition large des parties contaminées. Les résultats obtenus de la sorte nous ont émerveillé.

Il nous souvient entre autres d'une malade chez laquelle, au cours d'une intervention sur les annexes, on vit brusquement se rompre et s'épancher dans le ventre une énorme poche, peut-être péri-appendiculaire, et dont le contenu était d'une fétidité horrible. Après avoir épongé le ventre de son mieux, M. Pollosson agrandit son inci-

[1] Congrés Chirurg. Allem., 1897.

sion, en écarta les lèvres au maximum, et en maintint l'orifice béant par de larges tampons qui séparaient la masse intestinale des pièces de pansement.

Vingt-cinq jours après, et par les seules ressources de la nature, la malade qui n'avait eu aucun phénomène de péritonite, présentait une plaie de dimensions très réduites et un état général excellent.

On nous objectera qu'il s'agissait là plutôt de prévenir une péritonite que de la guérir et nous en convenons ; aussi, n'avons-nous rappelé ce cas qu'en raison de l'analogie du procédé avec celui qu'emploie Israël dans les péritonites généralisées, et pour venir à l'appui de l'idée émise plus haut sur le mode d'action du Mickulicz.

Enfin, nous insisterons sur la nécessité d'explorer avec soin le cul-de-sac de Douglas, soit par le toucher rectal, soit par le toucher vaginal afin de l'ouvrir et de le drainer, si on sent la moindre collection y faire saillie.

L'ouverture du rectum préconisée par M. Jaboulay dans la thèse de Douin[1], l'incision du cul-de-sac postérieur chez la femme avec drainage abdomino-vaginal sont d'excellents moyens de favoriser l'écoulement au point le plus déclive des liquides péritonéaux.

Dans plusieurs cas ces ouvertures pratiquées soit seules, soit comme complément d'une laparotomie, ont donné les meilleurs résultats.

Nous nous bornerons à rappeler l'observation rapportée par M. le Dr Barjon à la Société des Sciences médicales de 1898, dans laquelle le drainage rectal fut suffisant pour débarrasser le péritoine du pus que venait d'y répandre

[1] Douin, th. de Lyon, 1898.

la rupture d'un abcès périappendiculaire. On trouvera également dans la thèse de Dormoy[1] une observation fort intéressante dans laquelle la laparotomie iliaque pratiquée trente-six heures après le début montra l'existence d'une péritonite diffuse presque sans écoulement de liquide, tandis que l'ouverture que M. Aug. Pollosson pratiqua dans le rectum donna issue à une forte cuillerée de pus et à un moule fécal de l'appendice. Comme dans le cas précédent, la malade guérit.

Krogius, dans un long article paru dans *Finska Lakaresällskapets Handlingar*, 1897, insiste beaucoup sur l'utilité du drainage rectal et rapporte également une observation très intéressante de péritonite généralisée diffuse, dans laquelle après avoir reséqué l'appendice et fait à la paroi du ventre trois larges incisions : une médiane et deux latérales, il ouvrit le rectum et y plaça un gros drain. Le malade qui était dans un état désespéré guérit.

Nous aurons l'occasion de revenir plus loin sur ces divers modes de drainage auxquels il faut ajouter le drainage para-sacré proposé en 1892 par MM. Poncet et Jaboulay.

Quant au lavage du péritoine, nous n'en avons pas une expérience suffisante, mais il nous semble, comme le fait remarquer Lavabre, d'accord en cela avec la plupart des chirurgiens lyonnais[2], « qu'il a une action irritante sur l'épithélium péritonéal, qu'il favorise l'absorption des produits toxiques et la diffusion du processus infectieux sur toute la surface du péritoine ».

Si, dans les cas qui nous occupent, la péritonite fournit

[1] Dormoy, th. de Lyon, 1897.
[2] Tixier, th. de Lyon, 1897.

les principales indications, cependant la lésion appendiculaire initiale ne doit pas être négligée complètement.

C'est encore là un des motifs qui militent en faveur de la laparotomie primitivement iliaque. En effet, il n'est pas indifférent de laisser ou d'enlever l'appendice. Souvent la lumière de celui-ci est libre et lorsque la perforation siège près de la base, le contenu du cæcum a toute facilité pour se déverser dans la cavité péritonéale. A vrai dire, celle-ci est drainée, mais il n'est pas moins important de s'opposer à l'arrivée de nouveaux produits septiques que d'évacuer ceux qui s'y trouvent.

Est-ce à dire qu'il faille à tout prix voir l'appendice et l'enlever ? Nous ne le pensons pas, mais nous sommes d'avis qu'il faut le rechercher et n'abandonner sa poursuite que lorsque les manœuvres deviennent trop longues ou trop compliquées. Nous ne faisons du reste aucune difficulté de reconnaître que, dans nombre de cas, il est assez altéré pour que sa présence ne soit plus un danger. Nous nous souvenons d'avoir vu à la Croix-Rousse un cas d'appendicite avec péritonite généralisée opérée par M. Jaboulay et qui guérit, bien que l'appendice n'eût pas été enlevé (th. de Lavabre).

Si l'appendice a pu être trouvé facilement on ne peut songer, étant donné l'état du sujet et le tissu enflammé sur lequel on opère, à procéder à une résection en règle de l'appendice. Le procédé le plus rapide et le plus simple consiste à placer une pince sur sa base et à la laisser à demeure. Lors de son ablation, le malade, s'il guérit, aura sans doute une petite fistule passagère, petit malheur quand on a échappé aux dangers que fait courir une péritonite étendue.

2° *Appendicectomie dans la péritonite suppurée enkystée.* — Nous avons vu au chapitre des indications que la recherche systématique et prolongée de l'appendice dans les collections purulentes faisait courir au malade de réels dangers et que, d'autre part, elle n'était pas absolument nécessaire à la guérison. Ce sont deux propositions dont il faudra se souvenir au cours de l'intervention. Celle-ci ne diffère pas dans ses grandes lignes de ce que nous avons décrit plus haut. A noter seulement qu'au cours de l'incision des plans musculaires on pourra parfois trouver du pus lorsque l'abcès est très antérieur, mais le plus souvent on ne rencontrera qu'un état d'œdème, d'infiltration des tissus que l'on peut considérer comme l'avant-garde du pus. Rappelons sans y insister que l'abcès peut occuper des sièges divers : antérieur, iléo-inguinal, rétro-cæcal pelvien et enfin méso-cœliaque, c'est-à-dire limité de toutes parts par des anses intestinales agglutinées.

En règle générale, on incisera au niveau du point de départ de la collection, c'est-à-dire à droite, mais sans préjudice des contres ouvertures qui ne devront pas être ménagées, car avant tout il faut assurer l'écoulement du pus. Ces contre-ouvertures peuvent être faites en des points fort variables; car les abcès périappendiculaires peuvent avoir des migrations capricieuses et bizarres. Il ne nous appartient pas de les décrire ici. Cette étude, du reste, a été très bien faite dans les thèses déjà citées de Piard, de Benard, de Laizé, de Velten[1]. Dans nos

[1] Velten, *Phlegmons sous-ombilicaux d'origine appendiculaire*, th., Lyon, 1895.

observations, les points par lesquels on a été le plus souvent obligé de drainer sont la région lombaire et, d'autre part, le cul-de-sac de Douglas.

Le drainage lombaire correspond aux cas où l'appendice a une situation ascendante. Parfois alors il remonte très haut et nous avons vu chez le Dr Jaboulay un malade dont l'appendice, long de 23 centimètres environ, se trouvait par son extrémité terminale en rapport avec la face inférieure du foie. Dans le cas d'abcès développé à un pareil niveau le drainage lombaire est seul utilisable. Il peut suffire seul ou être combiné avec l'incision iliaque.

Observation XVII

V... Joseph, vingt-quatre ans, dessinateur. Rien de particulier dans les antécédents heréditaires.

Dans les antécédents personnels : érysipèle et variole dans le jeune âge. Blennorragie il y a quatre ans. Aucun trouble du côté des voies urinaires. Il y a huit jours, à la suite d'une « noce », il entra dans le service de M. le professeur Lépine où l'on constata en même temps que de la fièvre et un état saburral, une douleur très vive au point de Mac Burney et en arrière dans la région lombaire droite. T. = 39°5.

Diète et glace sur le ventre.

L'état général ne s'émeliorant pas et l'état local s'aggravant, le malade est envoyé dans le service de M. le professeur Poncet.

La fosse iliaque droite est douloureuse, résistante, la peau y est rouge, mais c'est surtont dans la région lombaire que ces symptômes sont accentués. Là on trouve une tuméfaction rénitente que la palpation bimanuelle permet encore de mieux apprécier.

Le 23 novembre 1897, on pratique une incision lombaire qui

mène dans une cavité remplie de pus et qui, filant en arrière du rein, conduit jusque dans la fosse iliaque interne.

On place un gros drain.

La guérison survint, non sans encombres, car le malade eut dans le courant de janvier une pleurésie purulente pour laquelle M. le professeur agrégé Bérard lui pratiqua l'opération de l'empyème avec résection de côtes.

Nous avons insisté plus haut sur les services que pouvait rendre le drainage du cul-de-sac de Douglas par le rectum ou par le vagin.

Nous n'en citerons pas d'observations, car on en trouvera une fort intéressante collection dans les thèses déjà citées de Dormoy et de Ouin. Dans cette dernière, la technique opératoire est indiquée avec tous ses détails.

Si nous revenons sur cette question, qui sort du cadre de notre sujet, c'est que, en lisant la récente thèse d'Esnault, Paris, 1897-1898, sur les appendicites à forme pelvienne, nous avons été fort étonné de voir que, dans aucune des observations citées, ce mode de drainage n'avait été employé. Cependant, c'est le seul qui puisse assurer efficacement l'écoulement des liquides dans les cas d'abcès bas situés et que l'incision iliaque simple est impuissante à évacuer.

Dans les pages qui précèdent nous nous sommes surtout occupé du drainage et nous avons supposé que l'on avait pratiqué l'incision ordinaire, celle de Roux par exemple. On en a proposé d'autres. Quelques auteurs, et entre autres M. Poirier, insistent beaucoup sur les avantages de la méthode parapéritonéale, qui permet d'aborder sans danger les collections purulentes, surtout celles qui siègent derrière le cæcum, et expose moins à l'éventration parce que la cicatrice est reportée très en dehors. La majorité des chirurgiens ne s'est pas ralliée à ce *modus faciendi.* Nous avons déjà cité le procédé de Quenu, qui crée une cheminée d'appel pour le pus, et nous ne ferons que mentionner les procédés de Sonnenburg et Duret, qui cherchent à isoler le champ opératoire : le premier en provoquant des adhérences par un tamponnement, le second en suturant le péritoine tout autour de la zone dangereuse.

Ordinairement, on se borne à le protéger très soigneusement avec des compresses pendant toute la durée de l'opération et, après avoir drainé, on installe un tamponnement à la Mickulicz, qui fait cloison du côté de la cavité péritonéale et draine en même temps par capillarité.

Nous ferons remarquer en passant que ce Mickulicz doit être laissé longtemps en place, huit à dix jours environ Il ne faut pas se hâter de le sortir, il s'élimine presque de lui-même et son ablation précoce peut en détruisant des adhérences, en faisant saigner de petits vaisseaux et en ouvrant des voies d'absorption, entraîner des complications graves chez des malades que l'on pouvait considérer comme hors de danger.

Quant à l'appendice, si on le trouve aisément il sera reséqué. Mais il vaudra mieux, étant donné les phénomènes de suppuration, ne pas employer un fil qui céderait presque à coup sûr ; une pince à demeure rendra encore ici le meilleur service.

Nous ne parlerons pas de l'appendicectomie dans la péritonite plastique, nous avons vu que, souvent après temporisation, elle était justitiable : de l'appendicectomie à froid.

3° *De l'appendicectomie à froid ou dans l'appendi-*

cite chronique. — C'est à propos de cette dernière forme que l'on a coutume de décrire la technique opératoire de l'appendicectomie en général, car ce n'est guère que dans l'appendicite chronique qu'on a le loisir et la facilité de mener à bien l'intervention. Les détails que nous avons donnés au début de ce chapitre peuvent donc s'appliquer au cas que nous considérons maintenant. Mais il n'en va pas toujours ainsi. Souvent, les adhérences sont nombreuses, épaisses et résistantes, souvent il reste des abcès de volume variable et que leur siège ou leurs dimensions empêchaient de soupçonner ; parfois même l'appendice et le cæcum forment une grosse masse compacte où tout détail disparaît et qui peut donner l'illusion parfois d'un néoplasme[1].

Pour toutes ces raisons, l'opération peut être profondément modifiée et même laissée inachevée.

Au Chapitre III nous avons vu ce qu'il fallait penser de ces opérations incomplètes et des doutes qu'il fallait conserver touchant la guérison définitive.

Ce qui fait la difficulté dans ces cas où l'appendice est enfoui et adhérent, c'est la peine que l'on éprouve à le reconnaître et surtout à aller chercher son extrémité terminale pour ensuite le disséquer jusqu'à sa base. Au cours de ces manœuvres on craint de rompre des adhérences, de voir se vider brusquement et parfois en plein péritoine (car on ne voit au juste où finit l'appendice) des abcès que l'on préfère ouvrir séparément, à coup sûr, et après avoir pris ses précautions. Une observation qui nous a été communiquée par M. Poncet nous a donné à penser que dans

[1] Legueu et Baussenat, *loc. cit.* — Vautrin, *id.* — Fabre, *Appendicite à forme néoplasique*, th. Paris. 1897-1898.

ces circonstances on pourrait peut-être utiliser un artifice opératoire.

Voici tout d'abord l'observation en question :

Observation XVIII

Le 24 avril 1899, M. Poncet fut appelé à la campagne pour pratiquer une appendicectomie chez une jeune fille de quinze ans. Les accidents dataient de trois ou quatre jours, il n'y avait pas de tumeur dans la fosse iliaque, le ventre était peu ballonné et presque pas douloureux, sauf à droite.

A l'incision, il s'écoula une cuillerée de liquide séreux. L'intestin était rouge et le cæcum très difficilement mobilisable.

L'appendice était très adhérent aux anses intestinales voisines et donnait l'impression de ne pouvoir être libéré.

Se guidant sur la bandelette postéro-interne du cæcum, M. Poncet arriva jusqu'à la base de l'appendice et pratiqua la section de ce dernier entre deux pinces. Essayant alors de dégager le bout inférieur avec le doigt, il vit la séreuse épaissie se dégager comme un doigt de gant et il amena au dehors l'appendice tout entier qui ressemblait à un gros lombric et était pelé sur toute sa longueur. A l'extrémité, on voyait une perforation de trois ou quatre millimètres de diamètre. Il était libre dans toute sa longueur et ne présentait ni rétrécissement ni corps étranger.

Une pince fut laissée sur le bout supérieur et la plaie drainée à la gaze iodoformée.

A noter que tout à fait au début de l'opération et en cherchant, comme on le fait d'ordinaire l'extrémité de l'appendice, un abcès à pus très fétide s'était crevé tout d'un coup et avait failli inonder le péritoine.

C'est alors que M. Poncet, conscient du danger qu'entraînaient de pareilles manœuvres, se porta vers la base de l'appendice et essaya du procédé que nous avons relaté.

La guérison fut lente et la malade fut quelques jours après incisée sur la ligne médiane par M. Delore, chef de clinique, pour drainer un abcès qui s'était formé au-devant de la vessie et au-dessus du pubis.

A la suite de cette deuxième intervention, la guérison survint assez rapidement.

Frappé de la facilité avec laquelle il était venu à bout d'un appendice, qui semblait ne pas pouvoir être enlevé, M. le professeur Poncet nous a suggéré l'idée de rechercher si cette décortication, ce que l'on pourrait appeler cette résection sous-séreuse de l'appendice était possible. Nous l'avons répétée sur plusieurs sujets ; elle nous a

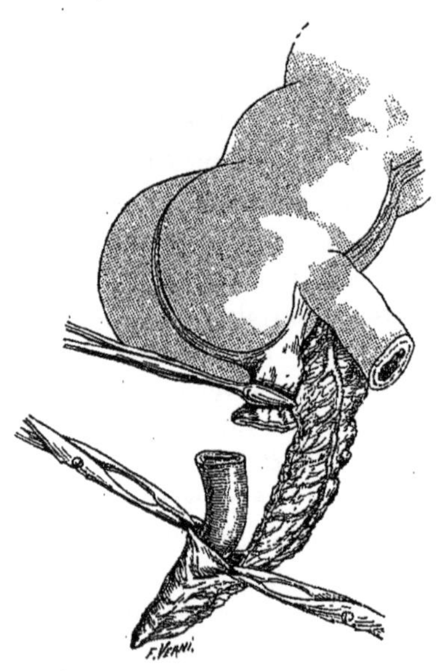

Fig. 8.

toujours paru facile. Après avoir, comme dans le procédé classique, lié l'appendice à sa base, on coupe ce dernier à 1 centimètre du cæcum, et l'on saisit alors avec une pince hémostatique le bout inférieur.

Il suffit alors, et c'est là le seul temps un peu délicat,

d'amorcer la décortication avec une pince un peu fine qui saisit le péritoine ; tandis qu'une autre, placée sur la musculaire et la muqueuse, cherche à extraire l'appendice, comme on tire une lame de son fourreau.

Nous avons représenté schématiquement la chose. Quant au méso, il n'avait pas donné de sang dans l'observation que nous avons rapportée, et, du reste, on pourra toujours soit le prendre dans une ligature en masse, soit pincer et lier isolément ce que l'on verrait saigner.

Cet artifice opératoire peut, croyons-nous, rendre des services. Il est presque toujours facile de trouver la base de l'appendice en se guidant sur les bandelettes cæcales et en particulier sur la postéro-interne; la décortication commencée par la base et continuée presque d'elle-même jusqu'au bout, évitera les manœuvres péri-appendiculaires qui pourraient entraîner la rupture involontaire et inattendue surtout de poches purulentes.

Nous venons de voir les difficultés qui tiennent à la forme anatomique de l'appendicite. Il en est d'autres qui tiennent à des dispositions préexistantes à l'infection et que l'inflammation fixe pour ainsi dire, en immobilisant l'appendice dans la position où il se trouve et en le faisant adhérer aux organes voisins.

L'appendice peut être difficile à retrouver non seulement à cause des exsudats inflammatoires, mais aussi à cause de sa situation.

Il peut remonter le long de la face postéro-interne du cæcum dissimulé en plus derrière l'iléon, comme dans le schéma qui accompagne l'observation VII. Il peut être également accolé à la face postérieure du cæcum qu'il faut relever et retourner pour l'apercevoir, sous la forme d'un relief souvent à peine accusé. C'était le cas dans l'observation que nous résumons ci-dessous :

Observation XIX

R..., vingt-six ans. Rien de particulier dans les antécédents héréditaires. Dans les antécédents personnels, plusieurs bronchites et dans l'enfance quelques douleurs vagues au niveau de la fosse iliaque droite,mais qui ne l'obligèrent jamais à garder le lit.

Il y a deux ans, le malade eut une crise violente avec vomissements et dut s'aliter pendant six jours. Depuis il a conservé dans la fosse iliaque une sensation de gêne et de pesanteur qui s'exaspère lorsqu'il a mangé ou s'est un peu fatigué.

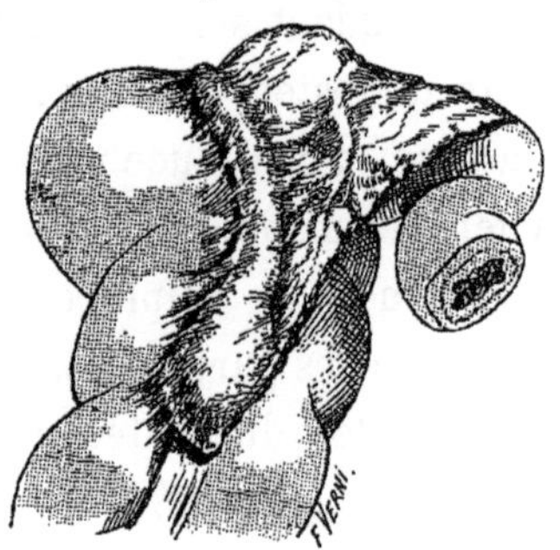

Fig. 9.

A l'examen du ventre, on ne trouve rien de particulier ; sinon un léger tympanisme et un peu de gargouillement à droite.

Pas de tumeur appréciable.

30 septembre 1896. — Ethérisation. Laparotomie iliaque. Le cæcum est amené assez aisément au dehors. On finit par apercevoir l'appendice (v. fig) qui est retourné sur la face postérieure du cæcum. Il lui est intimement accolé et la séparation en est très laborieuse. On finit cependant par le réséquer. Après dissection complète l'appendice qui paraissait d'abord court mesure 10 centimètres de long. Il ne présente ni ulcération ni corps étranger. Le fonds de l'organe séparé dela partie supérieure par un point rétréci contient du pus. Guérison,

Même lorsqu'il est libre, l'appendice peut être tellement modifié dans son volume, qu'au premier abord, les chirurgiens les plus expérimentés peuvent hésiter. C'est ainsi que M. Jaboulay a bien voulu nous communiquer un cas dans lequel l'appendice présentait exactement le même volume que l'anse iléale qui aboutissait au cæcum;

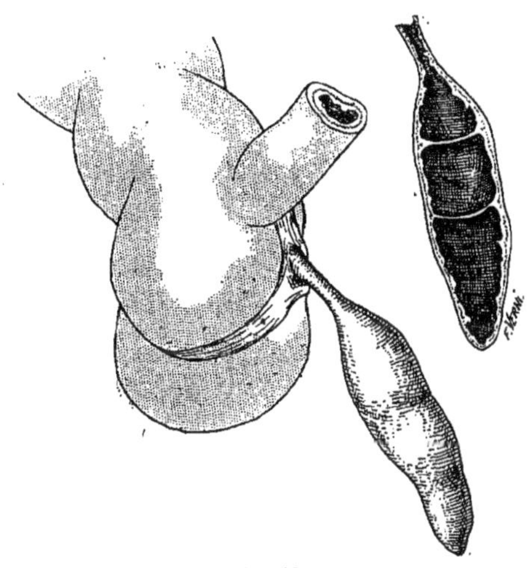

Fig. 10.

la ressemblance avec une anse grêle était telle que M. Jaboulay hésita un instant et ne put s'en rendre compte qu'après l'avoir amené entre les lèvres de la plaie. Nous en avons reproduit ci-contre le schéma (v. fig. 10). On y voit qu'il présentait un petit point très rétréci (qui, du reste, l'a fait reconnaître) et à l'intérieur deux cavités closes superposées, qui ne contenaient que du *liquide muqueux*.

Enfin lorsque l'appendice, au lieu d'être haut situé, descend du côté du pelvis, il peut adhérer à des organes qui s'y trouvent, et en particulier chez la femme, aux annexes du même côté avec lesquelles il a du reste, à l'état normal, des connexions anatomiques.

Ces relations de l'appendice avec la trompe et l'ovaire peuvent donner lieu à des indications opératoires spéciales qui ont été étudiées par Delagenière[1], Barnsby[2], Kruger[3].

Nous n'insisterons pas sur les considérations cliniques auxquelles ces connexions peuvent donner lieu. Au point de vue opératoire, Barnsby et Kruger font remarquer que lorsqu'on opère des annexes par le ventre et qu'on trouve l'appendice adhérent, il faut le réséquer, alors même qu'il n'y serait attaché que par son extrême pointe et qu'il paraîtrait sain.

En effet, dans ces conditions, il est bien rare qu'il ne soit pas atteint de quelques lésions inflammatoires, et on rapporte des cas où une opération itérative fut nécessaire pour enlever un appendice qu'on avait voulu épargner.

Par contre, on peut être moins radical, en ce qui concerne la trompe et l'ovaire, que l'on peut se borner à libérer des adhérences quand on les trouve en contact d'un appendice et qu'ils ne présentent pas de lésions manifestes.

En résumé, il ne faut pas épargner l'appendice ; on peut faire crédit à la trompe ou à l'ovaire.

[1] Delagenière, *Relation de l'appendicite et des affections septiques des annexes*, 11e Congrès Ch Paris. p. 908.

[2] Barnsby, *Appendicite et annexite* (th. Paris 1898).

[3] Ugo Krueger, *De l'appendicite dans ses rapports avec les organes génitaux de la femme* (th. Berlin, 1897),

§ 2. — Accidents de l'appendicectomie.

Parmi les accidents consécutifs à l'appendicectomie, nous ne devons considérer que ceux qui tiennent à l'acte opératoire lui-même, et nous ne pouvons pas faire entrer en ligne de compte ceux qui le suivent chronologiquement mais qui ne sont pas avec lui en relation de cause à effet.

Il est certain qu'il n'est pas possible de reprocher à l'appendicectomie le décès d'un malade qui meurt, lorsque, au moment où on l'a opéré, il était en pleine poussée de péritonite.

Aussi, est-ce d'après les observations et les statistiques d'appendicectomies à froid que l'on peut se faire une idée des accidents inhérents à l'opération même.

On peut les classer sous trois chefs :

A. *Accidents immédiats.* — Ils ont généralement pour origine les manœuvres auxquelles on est obligé de se livrer pour décortiquer l'appendice et rompre les adhérences qui l'entourent.

On peut observer des hémorragies des artères iléo-cæcales, des déchirures de l'intestin grêle et surtout du cæcum ; on a signalé la blessure de l'uretère et des gros vaisseaux, etc.

B. *Accidents consécutifs à brève échéance.* — Le plus grave de tous est la péritonite et c'est généralement à elle que sont dus les cas de mort, d'ailleurs rares, que l'on signale à la suite de l'appendicectomie à froid.

Elle peut être la conséquence, ici comme dans toutes les

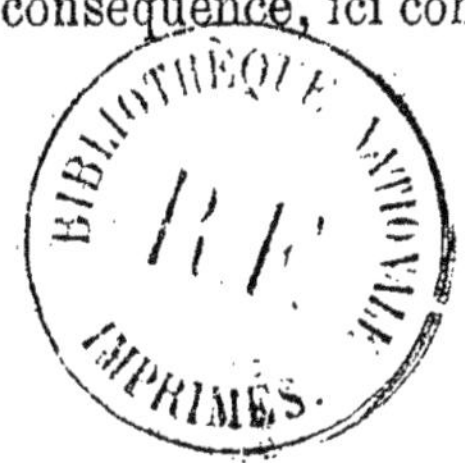

laparotomies, du manque de précautions antiseptiques, mais elle peut encore recevoir une autre explication. L'appendice réséqué se présente encore sous la forme d'un petit moignon, très court il est vrai, mais souvent perméable et communiquant avec le cæcum.

Or, à la suite des efforts de toux et de vomissements, parfois très violents, que l'on observe après l'anesthésie, il peut arriver que les sutures destinées à l'oblitérer cèdent et que le moignon appendiculaire déverse son contenu dans le péritoine.

C'est vraisemblablement ce qui a dû se produire dans l'observation que nous donnons ici.

Observation XX

Appendicectomie à la fin d'une crise d'appendicite.— Ouverture spontanée de l'orifice appendiculaire fermé par des sutures. — Péritonite. — Mort.

T..., âgée de seize ans, paraît avoir présenté des signes d'appendicite dans le bas âge. A diverses reprises, elle a éprouvé des troubles gastro-intestinaux, qui ont été rattachés par différents médecins à de la typhlite ou à de l'entéro-colite, elle a également souffert dans la fosse iliaque droite. Elle présentait en outre une constipation opiniâtre et ne pouvait aller à la selle que par lavements et purgatifs. D'intelligence très vive, elle a été atteinte plusieurs fois de troubles nerveux bizarres, entre autres d'une cécité complète et qui disparut spontanément.

Il y a trois ans, se trouvant à Lyon, elle fut prise d'accidents appendiculaires nets, et un médecin appelé porta pour la première fois le diagnostic d'appendicite.

Dans la seconde quinzaine d'avril 1899, nouveaux accidents qui nécessitèrent le repos au lit. Lorsque M. Poncet vit la malade, il existait dans la fosse iliaque un point douloureux sans trace de tuméfaction; le ventre n'était pas ballonné, l'état devenait chaque jour plus satisfaisant après cette crise.

L'opération fut décidée et pratiquée le 7 mai sous anesthésie. Incision iliaque. Le cæcum est très facilement amené au dehors avec l'appendice qui est complètement flottant, sans aucune adhérence et sans aucun signe de péritonite. Il mesure 8 centimètres, il a le volume du petit doigt; au toucher, il présente une rénitence spéciale et paraît charnu.

Résection entre deux pinces à 6-8 millimètres de son embouchure.

Cautérisation intra-appendiculaire du bout supérieur et trois points de suture de Lembert au catgut sur l'extrémité du moignon. L'opération a été d'une simplicité extrême et très rapide sans aucun incident. Suture au catgut des lèvres du péritoine, mèche de gaze iodoformée dans la plaie cutanéo-musculaire. Pas de sutures. A peine transportée dans son lit, la malade fut prise de vomissements répétés avec état nauséeux persistant.

Dans l'après-midi, le pouls était à 120, le ventre nullement ballonné et tout signe de péritonite semblait faire défaut. On supposa que les vomissements tenaient à l'anesthésie, d'autant plus qu'au dire de sa famille, il était arrivé maintes fois à la malade de vomir et de présenter des accidents très vraisemblablement de nature hystérique.

La température ne dépassait pas 38 degrés.

Les vomissements persistèrent jusqu'au 11 mai. Ils étaient spontanés et l'ingestion de la moindre goutte de liquide les provoquait.

Le ventre était toujours souple, à peine douloureux à la pression, plutôt rétracté que ballonné. Bien que la température ne s'élevât pas, l'état général laissait de plus en plus à désirer. Le pouls petit oscillait entre 180 et 150.

La malade alla en s'affaiblissant, mais les vomissements étaient devenus moins fréquents.

Vers le 15 mai, l'état général paraissait s'améliorer, mais dans la nuit qui suivit, la température s'éleva à 39°,3, le pouls devint de plus en plus petit en même temps que le facies se grippait.

La malade succomba dans la soirée du 17 mai.

A l'autopsie, signes de péritonite suppurée occupant l'excavation pelvienne. Les lésions étaient moins marquées dans la région sus-ombilicale qui avait dû être envahie dans les derniers jours. On constata une libre communication du bout appendiculaire avec le péritoine : les fils avaient disparu et il existait une communication à plein canal avec le cæcum.

En tenant compte de la marche des accidents et des vomissements extrêmement violents qui ont débuté dès le réveil, il est à présumer que ce sont ces derniers qui ont provoqué cette complication. L'occlusion du bout appendiculaire avait été parfaite et, d'autre part, la rapidité, la simplicité de l'opération, les précautions prises permettent d'écarter l'idée d'une infection chirurgicale.

A côté de cet accident redoutable, la péritonite, il en est d'autres du même genre, mais d'une gravité moindre: Ce sont des suppurations cæcales et péricæcales. Les causes en sont multiples.

Parfois les germes infectieux sont introduits par l'opérateur lui-même; d'autres fois ils diffusent dans le champ opératoire du fait de l'ouverture, au cours de l'intervention, de petits abcès enkystés qui obligent à drainer et font de l'appendicectomie à froid une opération incomplète, puisqu'on supprime la reconstitution de la paroi abdominale, un des temps principaux.

Enfin nous avons vu que certains auteurs terminent la résection par l'enfouissement dans la paroi du cæcum, et sous une suture séro-séreuse du moignon de l'appendice; or celui-ci peut porter encore en lui des éléments d'infection qui donneront lieu à des abcès pariétaux du cæcum. Lapthon Smith, cité par Alexander Skene[1], en rapporte

[1] Alexander Skene. *New-York Médical. J.* 1898.

plusieurs cas et aurait vu se produire 15 fois sur 549 opérations des suppurations et des fistules stercorales extrêmement rebelles. M. Schwartz a rapporté le cas d'un malade chez lequel, après appendicectomie, s'est reformé un abcès qui a fusé jusque dans la vaginale du même côté. Peut-être même s'agissait-il dans ce cas d'une véritable récidive dans le moignon appendu au cæcum. On en cite quelques cas rares. M. Jaboulay a bien voulu nous en communiquer une observation très intéressante au point de vue qui nous occupe.

Observation XX

B. R..., trente-deux ans, est opéré en mai 1898, quinze jours après la dernière crise d'appendicite. Au cours de celle-ci, il avait eu un abcès ouvert dans le rectum. Nombreuses crises antérieures.

On lui résèque son appendice, mais l'opération présente quelques difficultés : l'appendice adhérent se casse et son extrémité terminale ne peut être enlevée. Suture de la paroi.

Au mois de février 1899, crise de douleurs dans le côté droit. Vomissements. Trois jours après le début, le malade entre à l'Hôtel-Dieu. On ouvre un abcès qui siège assez bas et va jusqu'à la vessie.

Faut-il attribuer cette dernière crise à l'extrémité de l'appendice qu'on avait laissée lors de la première opération? Ou bien faut il en placer l'origine dans une infection nouvelle du moignon appendiculaire? Nous ne savons, car on a dû se contenter de drainer largement, sans pouvoir constater de très près les lésions. En tout cas, cet exemple nous montre qu'il serait préférable de ne rien laisser du processus vermiforme. C'est pour atteindre ce but que certains chirurgiens, et en particulier les Américains, ont apporté quelques modifications à la technique opératoire.

Isch Wall, au onzième Congrès de chirurgie, a indiqué la façon dont il procédait. Nous lui laisserons la parole :

« Après avoir incisé l'abdomen et détaché l'appendice de ses adhérences, je l'attire hors de la plaie et je l'étreins près de sa base à l'aide de deux fils placés l'un contre l'autre et noués de telle sorte que le nœud de l'un sorte à droite et le nœud de l'autre à gauche de l'appendice.

« De chaque côté de ce diverticule, j'ai donc deux chefs de fils.

« Je vais alors chercher le chef supérieur droit à l'aide d'une aiguille de Reverdin qui traverse le péritoine à droite et un peu au-dessus de l'appendice. Je vais de même chercher le chef supérieur gauche, en passant à gauche et un peu au-dessus de l'appendice, à travers la lèvre gauche du péritoine.

« Je lie alors ces deux fils qui rapprochent le péritoine de la base de l'appendice dans sa moitié supérieure.

« J'agis de même pour les chefs de fils inférieurs que je vais chercher en passant l'aiguille dans le péritoine, un peu au-dessous du niveau de la base de l'appendice, et je ferme alors le péritoine au-dessous de cet organe qui en est alors entièrement entouré.

. . . .

« Je finis de fermer le péritoine par les moyens ordinaires au-dessus et au-dessous du point où l'appendice est fixé..... Celui-ci se trouve alors complètement isolé de la grande cavité séreuse. Je puis alors le traiter à ma guise, le fermer et le couper.....

« Si par malheur un des points qui ferme l'appendice

[1] Isch Wall, 11e Congrès de chirurgie. Paris, 1897.

venait à sauter, je n'aurais pas de péritonite à redouter et tout se bornerait à un phlegmon profond de la paroi qui m'obligerait à faire sauter mes sutures. »

Parker Syms[1] est d'avis qu'il ne faut pas laisser de moignon appendiculaire et il préconise la méthode décrite par Haggard de Nashville dans les mémoires de l'association du dixième Congrès annuel de saint Louis, novembre 1897.

Après avoir lié et coupé le méso, un aide pince l'intestin, le cæcum, à 1 pouce de chaque côté de l'appendice et celui-ci est reséqué avec ablation simultanée d'une petite ron-

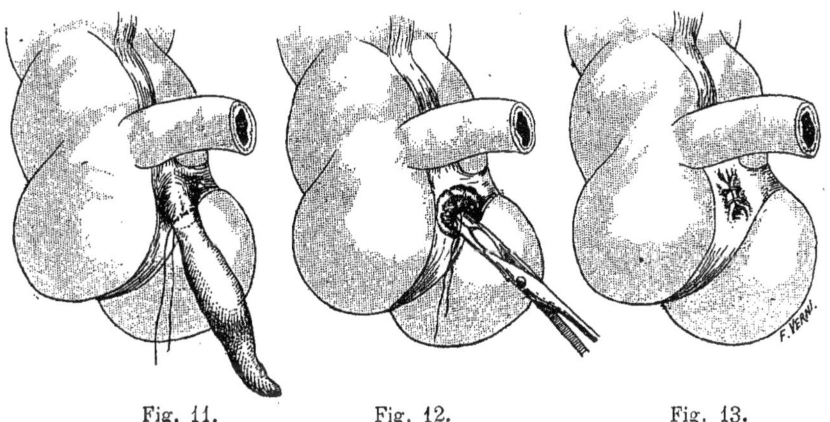

Fig. 11. Fig. 12. Fig. 13.

delle cæcale. Cet orifice est ensuite traité comme une entérostomie ordinaire.

Enfin Drawbarn, cité aussi par Syms, préconise le manuel opératoire suivant; voy. fig. 11 à 13.

A 1/2 centimètre du point d'implantation de l'appendice dans le cæcum, il fait à l'aide de trois ou quatre points une petite suture en bourse tout autour de l'appendice et com-

[1] D. Syms, *New-York Med. J.*, 1897.

prenant seulement le revêtement péritonéal. Les deux chefs du fils ne sont ni liés ni serrés. On coupe l'appendice à 1 centimètre de sa base et l'on regarde si son canal est perméable. S'il ne l'est pas on le rend libre à l'aide d'une pointe de thermocautère.

Saisissant alors l'appendice avec une pince, on l'invagine dans le cæcum et on lie à moitié les fils qui sortent. On retire alors la pince et on complète le nœud. A l'aide de quelques points de Lambert on obture à la base du cæcum la petite dépression qui marque la place de l'appendice.

Nous avons répété ce procédé à plusieurs reprises sur le cadavre, il nous a paru très simple et facile sauf dans les cas où l'appendice est de très petit calibre. L'invagination est alors laborieuse. Il faut avoir soin au moment où l'on noue les fils de ne pas tirer et de maintenir l'invagination en refoulant l'appendice avec l'extrémité d'une pince hémostatique.

La suture en bourse et le nœud ultérieur paraissent superflus, puisque par la suture séro-séreuse qui adosse à lui-même le péritoine cæcal on ferme à l'appendice toute voie de retour. C'est un surcroît de précautions pour parer aux cas où la suture n'ayant pas tenu, l'appendice serait de nouveau projeté hors du cæcum. Grâce à la ligature en bourse, il serait fermé par l'adossement à lui-même de son péritoine.

Le seul inconvénient du procédé réside dans ce fait que lorsqu'on coupe l'appendice, son contenu s'échappe facilement car rien ne l'étreint encore à sa base. Ce *modus faciendi* n'est applicable qu'aux cas où il y a peu d'adhérences, où le cœcum peut être facilement attiré et le champ opératoire très soigneusement protégé.

L'avantage consiste dans la suppression du moignon et par suite des accidents que nous avons décrits précédemment.

Du même coup se trouve presque sûrement écartée la possibilité d'une fistule qui appartient par sa date d'apparition aux accidents consécutifs immédiats et, par sa durée, aux :

C. *Accidents consécutifs à longue échéance.* — Nous serons bref sur ces derniers qui ont été bien étudiés dans la thèse de Cochet[1].

Ce sont les récidives, les fistules et l'éventration. Nous avons vu que les récidives vraies après appendicectomie étaient très rares. On observe plus fréquemment ce que l'on pourrait appeler de fausses récidives. Elles tiennent à la persistance d'adhérences qui entourent le cæcum, le tiraillent et gênent sa dilatation. C'est dans ces cas qu'une opération itérative peut, en libérant le cæcum, entraîner une guérison complète.

Les fistules se voient assez fréquemment à la suite d'opérations à chaud. Elles sont dues à ce qu'on n'a pas enlevé l'appendice, ou bien à ce qu'on a laissé sur lui une pince à demeure faute de pouvoir faire mieux, ou bien enfin à la persistance d'un corps étranger, calcul stercoral le plus souvent[2].

On peut les voir également succéder à l'appendicectomie à froid, soit que l'appendice ait été mal fermé et que

[1] Cochet, *Complications post-opératoires de l'appendicite* (th. Paris. 1898).

[2] Demoulin, *Congrès de chirurgie*. 1898.

sa muqueuse ait été insuffisamment réséquée, soit qu'un fil ait suppuré et déterminé la réouverture partielle du moignon.

Ces fistules présentent ordinairement peu de gravité. Quelques-unes cependant peuvent persister assez longtemps et nécessiter une seconde intervention.

L'éventration est un accident plus fréquent. On la trouve signalée dans une proportion de 28 pour 100 par Mlle Gordon[1], de 15 pour 100 par Sonnenburg. Il serait à désirer, que dans les statistiques que l'on publie de cette complication, on fit une distinction entre les cas où la cicatrisation s'est faite par bourgeonnement à cause du drainage, et ceux dans lesquels on a tenté de reconstituer la paroi par des sutures. Il semble que dans les premiers l'éventration devrait être presque la règle et dans les seconds l'exception. Il n'en est pas toujours ainsi. Coittier dans sa thèse a pris soin de séparer les cas opérés à chaud et ceux dans lesquels l'intervention a été pratiquée en dehors d'une période de suppuration.

Les premiers au nombre de 47 ont donné quatorze éventrations, soit une proportion de 29 pour 100. Les seconds au nombre de 30 ont donné trois éventrations, exactement 10 pour 100.

De toutes les incisions proposées dans l'appendicectomie à froid, c'est celle de Max Schuller qui prédispose le plus à l'éventration. Celle-ci peut être conjurée si l'on fait une laparotomie iliaque et si l'on rapproche le plus possible l'incision de l'arcade de Fallope.

[1] Mlle Gordon, th. Paris, 1896.

L'incision de Grinda de Nice y exposerait aussi beaucoup moins. Mais la technique opératoire qui paraît donner les meilleurs résultats est sans contredit celle qu'a indiquée Jalaguier ; tous ceux qui ont écrit sur l'appendicectomie à froid s'accordent à la conseiller lorsqu'on veut faire une opération réglée.

CHAPITRE V

OBSERVATIONS

A. *Appendicites avec péritonite généralisée primitive.* — Neuf observations qui se trouvent au chapitre II et III (§ 1).

B. *Appendicites avec péritonite généralisée secondaire due à l'ouverture d'un abcès*, chapitre III (§ 2, 2 observations).

C. *Appendicites opérées à chaud sans résection de l'appendice.*

Observation I

G..., cocher, entre à l'Hôpital avec des phénomènes douloureux dans la fosse iliaque droite, de l'empâtement et une température oscillant autour de 39 degrés.

Laparotomie iliaque. On ne trouve pas de pus, mais seulement de l'empâtement dans la région appendiculo-cæcale. On place des mèches de gaze et on laisse tout ouvert. Deux jours après, le pus se fait jour par cette cheminée d'appel. Un mois après, le malade qui avait eu une poussée de phlébite quitte l'hôpital, guéri.

Revu cette année en mai. Plus de douleurs, pas d'éventration.

Observation II

Léon M..., 12 ans.

Première attaque en juillet 1896.

Deuxième attaque, 22 novembre 1896.

Diffusion des phénomènes le 25 novembre.

A l'arrivée, le 3 décembre, fièvre, ventre hypertendu et douloureux. Large plastron à droite. Laparotomie iliaque, flots de pus jusque dans la cavité de Retzius.

Drainage. Guérison en un mois.

M. le Dr Baillot, auquel nous avons demandé récemment des renseignements sur ce malade a bien voulu nous répondre que les accidents n'avaient pas reparu et que le ventre était parfaitement solide.

Observation III

F. H..., sept ans.

Début le 14 juin 1894, par des douleurs et des vomissements.

Purgation le 20 juin n'amena qu'une selle peu abondante.

Entrée à l'hôpital le 25 juin.

Phénomènes généraux graves, facies grippé, intervention d'urgence. Vaste poche purulente dont on ne trouve pas les limites. Partout des anses grêles flottantes.

Drainage, guérison.

Nous avons écrit aux parents de ce malade, qui nous ont répondu qu'il n'y avait pas eu de récidive et que la paroi du ventre était solide.

Observation IV

V. F..., vingt-six ans. Entre à l'hôpital en décembre 1895.

A souffert deux mois auparavant dans le côté droit du ventre de douleurs qui paraissent pouvoir être rattachées à de l'appendicite. Quelque temps après, apparaissait au niveau de la fosse iliaque et à la racine de la cuisse une tuméfaction qui est allée en augmentant de volume, gênait la marche et a déterminé un peu de rotation de la cuisse en dehors et de flexion. Rien dans l'articulation de la hanche, ni dans la région du rein, ni à la colonne. Température à 40 degrés. Crépitation gazeuse que la main placée sur la fosse illaque renvoie à celle qui explore le triangle de Scarpa.

Incision de l'abcès qui bombe à ce niveau. Issue d'une grande quantité de pus d'odeur fécaloïde. Drainage par-dessous l'arcade de la collection iliaque.

La suppuration a été très longue à se tarir, et lorsque la malade a quitté le service, en février 1896, elle était encore très amaigrie et à peine remise.

Nous avons essayé de retrouver ses traces, mais sans succès.

Observation V

T. J..., vingt-quatre ans. Entre à l'hôpital le 24 mars 1899.

Première attaque d'appendicite un an avant.

Début de la deuxième par de la douleur et des vomissements, le 9 mars. A l'entrée, température au-dessus de 39 degrés. On sent très nettement, dans la fosse iliaque, une tuméfaction au niveau de laquelle on constate une zone de matité.

Laparotomie iliaque, drainage. Pas de résection de l'appendice. La malade quitte le service un mois après.

Nous avons reçu de ses nouvelles. Elle n'a pas eu de nouvelle crise et ne présente pas d'éventration.

Observation VI

P. H..., quarante-sept ans. Entre le 14 juin 1894.

Début, quinze jours auparavant, par de la constipation et des douleurs à droite presque sans vomissements.

A l'entrée, état général assez bon, mais vaste collection qui fait saillie sous la peau et occupe la fosse iliaque droite jusqu'à la ligne médiane qu'elle déborde même un peu du côté gauche. T. = 38°4.

Incision. Issue de 2 litres de pus. Pas de résection de l'appendice. Guérison en trois semaines.

Nous n'avons pu avoir des nouvelles de ce malade.

Observation VII

T. R..., treize ans. Entre le 29 juin 1896.

Rien auparavant.

Début, le 27 juin, par douleurs très vives et vomissements qui durèrent deux jours.

A l'entrée, douleur vive dans la fosse iliaque droite et dans la région lombaire.

Constipation.

Vomissements ont cessé.

Ventre peu ballonné. Matité dans la fosse iliaque droite, un peu d'empâtement. T. = 38°4.

Incision d'abord lombaire, car le malade se plaignait beaucoup dans cette région et on avait cru y reconnaître une légère tuméfaction. Il ne sort pas de pus et on ne trouve rien de particulier.

Incision iliaque. Issue d'une grande cuillerée de pus. Drainage. Guérison le 18 juillet.

Le malade revu n'a ni récidive, ni éventration.

Observation VIII

M. J..., vingt ans. Entre le 13 juin 1893.

Deux attaques antérieures.

Début, il y a quatre jours, par les phénomènes classiques.

Au moment de l'entrée : fièvre, facies animé.

Pas de vomissements.

Abdomen météorisé. On sent une tuméfaction nette et douloureuse dans la fosse iliaque droite.

Les phénomènes généraux persistant, le malade est opéré le 17 juin. Grande quantité de pus fécaloïde.

Pas de résection de l'appendice.

Drainage.

Guérison le 18 juillet.

Nous avons perdu les traces du malade.

Observation IX

B..,, treize ans.

Première attaque il y a quinze mois, en 1895.

Rechute il y a quinze jours.

Dernière rechute, il y a deux jours, après ingestion de fruits.

Début dans la nuit des 21-22 décembre 1896. Vomissement bilieux.

Le 24, ventre un peu tendu et ballonné. T. = 39 degrés.

Rien d'appréciable.

Incision : Cæcum entouré d'exsudats. Impossibilité de reconnaître l'appendice. En faisant des manœuvres pour le trouver, issue d'une cuillerée de pus provenant de la rupture d'un abcès.

La recherche est abandonnée. Drainage.

Le malade a été revu par nous cette année. Il a eu quelques douleurs légères à plusieurs reprises. Pas d'éventration.

Observation X

C. C..., vingt et un ans. Entré le 7 janvier 1898.

Six rechutes antérieures.

A eu un abcès qui s'est vidé dans l'intestin à la première attaque.

Le début de la dernière remonte au 30 décembre 1897 et a été marquée par des douleurs, des vomissements et une constipation opiniâtre.

Au moment de l'entrée, l'état général est bon et l'on sent, dans la fosse iliaque droite, un plastron au niveau duquel on ne peut percevoir de fluctuation.

Les phénomènes généraux persistant, le 10 janvier incision qui mène sur des adhérences considérables entourant l'appareil typho-appendiculaire. En cherchant à mobiliser le cæcum, on crève une petite poche renfermant une cuillerée de liquide séro-purulent.

L'appendice ne peut être aperçu. Drainage.

Le malade sort guéri le 28 février 1898.

Il nous a écrit ces jours derniers et nous dit qu'il n'a jamais souffert depuis l'opération. Son médecin n'a pas trouvé d'éventration.

Observation XI

G. P..., cocher, quarante ans, entre le 4 décembre 1896.

Rien auparavant.

Début le 24 novembre 1896.

Entré à l'hôpital le 4 décembre. Le malade est amaigri et affaibli. Pouls petit et rapide. T. = 38°4.

Plastron à droite, sans fluctuation.

Au toucher rectal, on sent de l'empâtement qui remonte très haut du côté droit.

5 décembre. — Incision iliaque. Issue de pus et de parcelles alimentaires. Guérison.

Le malade a été revu il y a un an. Il se portait très bien et n'avait pas souffert de nouveau.

Observation XII

Anne B..., quarante-neuf ans. Entrée le 26 janvier 1898.

Rien dans les antécédents.

Début, le 11 janvier, par des douleurs très vives dans la fosse iliaque droite et un état général extrêmement grave. T. = 40 degrés.

Quelques jours après, apparition d'une tuméfaction dans la fosse iliaque droite.

A son entrée, on retrouve dans cette région une tuméfaction considérable, fluctuante et se prolongeant en arrière dans la région lombaire. Rien au toucher vaginal.

T. = 39°6. Pouls petit et rapide.

État général très mauvais.

La malade est opérée d'urgence, on fait une incision lombo-iliaque qui donne issue à une grande quantité de pus mélangée de gaz.

Amélioration rapide de l'état général.

La malade quitte le service guérie, le 13 février.

Observation XIII

N. F..., vingt-quatre ans. Entré le 24 juin 1894.

Pas d'attaque antérieure.

Début des accidents le 19 juin, par phénomènes ordinaires.

A l'entrée le 23, facies grippé, température élevée. Pas de vomissements, une selle dans la journée.

Large plastron siégeant sur la ligne médiane empiétant un peu à gauche et s'étendant surtout dans la fosse iliaque droite.

En raison de la prédominance des phénomènes locaux en avant, on fait une laparotomie médiane qui donne issue à une grande quantité de pus. On trouve une scybale polyédrique grosse comme une noisette dans la partie droite de la cavité.

L'appendice n'est pas réséqué.

Le malade quitte le service en août.

Nous n'avons pu avoir de ses nouvelles depuis.

Observation XIV

P. A..., vingt ans. Entre le 23 décembre 1892.

Début huit jours auparavant. A l'entrée, état général assez bon, peu de douleurs et plastron net dans la fosse iliaque droite; on attend, mais les phénomènes généraux et locaux ne s'amendant pas, on pratique.

Opération le 31 décembre. Cæcum entouré d'adhérences dont on cherche à le dégager. En le soulevant, on ouvre un énorme abcès qui se trouvait au-dessous de lui. Drainage. Guérison.

Le malade nous a écrit il y a quinze jours, il n'a jamais souffert mais se plaint d'éventration.

Observation XV

B. F..., entre le 21 février 1897.

Une attaque.

Début quelques jours avant l'entrée, par de la douleur et des vomissements. A son arrivée, le malade a le facies grippé, la langue sèche. Le pouls a 120. La température oscille entre 39 et 40 degrés.

Les symptômes s'étant un peu amendés, l'intervention est différée et finalement pratiquée le 10 mars. On évacue un abcès pericæcal qu'on draine.

Le malade quitte le service guéri.

Nous n'avons pu avoir de ses nouvelles depuis.

Observation XVI

R. N..., quinze ans. Entre le 26 décembre 1893.

Une attaque antérieure.

Début de la deuxième attaque le 16 décembre, par des douleurs, mais sans retentissement marqué sur l'état général.

A l'entrée, un peu d'amaigrissement, température entre 37 et 38 degrés. Pas de vomissements.

Dans la fosse iliaque droite, masse fluctuante et douloureuse à la pression.

Incision iliaque. Pus verdâtre et nauséabond. Pas de résection de l'appendice.

Drainage, guérison.

Nous avons revu le malade ces jours-ci. Il se livre à des travaux pénibles. Il n'a pas souffert et ne présente pas d'éventration.

Observation XVII

Marie A..., vingt-huit ans. Rien dans les antécédents.

Début le 25 février par des douleurs qui n'ont pas empêché la malade de travailler pendant cinq jours. Brusquement elles ont redoublé d'intensité et ont obligé la malade à s'aliter pendant quinze jours.

A l'entrée à l'hôpital, le 3 mars 1899, empâtement très douloureux dans la fosse iliaque droite. Cuisse en abduction et en rotation en dehors.

T. = 38°5.

4 mars. — Incision iliaque. On tombe sur le cæcum, mais on n'aperçoit que quelques adhérences et surtout de l'œdème qui fait supposer qu'il y a du pus.

En décollant le cæcum, un pus très fétide s'échappe qui provient d'une cavité qui s'enfonce sous le cæcum et très profondément dans la fosse iliaque.

Drainage. Mickulicz laissé six jours en place. Guérison le 5 avril.

Pas de résection de l'appendice.

Observation XVII

(Communiquée par M. le Dr Jaboulay.)

X. Religieux.

Appendicite avec gros abcès derrière le cæcum et s'étendant jusque dans la région lombaire.

Incision Mickulicz tout autour, puis ouverture de l'abcès et contre ouverture lombaire.

Drainage transabdominal. Pas de résection appendiculaire. Guérison.

Le malade a été revu ces jours-ci. Il n'a pas eu de récidive et présente seulement à la partie supérieure de la cicatrice antérieure une hernie épiploïque de la grosseur d'une noisette.

Observation XVIII

(Communiquée par M. le Dr Jaboulay.)

J..., cinquante-sept ans, se plaignait de constipation depuis un an et souvent de coliques dans le bas ventre.

En mars 1896, ces symptômes s'aggravèrent et le Dr Desportes de Trévoux ayant constaté dans la fosse iliaque droite la présence d'une tuméfaction qu'il diagnostiqua abcès parapendiculaire, le fit ouvrir et drainer par M. le Dr Jaboulay. Suites très simples.

Le malade n'a pas eu de rechute et il n'a pas d'éventration.

Nous remercions à ce propos le Dr Desportes de sa complaisance et d'avoir bien voulu nous envoyer le cas suivant qui appartient à sa pratique personnelle.

Observation XIX

M..., trente-neuf ans, soigné en 1886 par le Dr Desportes.

Depuis deux ans, quatre crises violentes survenues brusquement sans cause appréciable.

Les deux dernières furent longues, caractérisées par des douleurs et des vomissements, une température qui oscilla autour de 39 degrés.

Dans la dernière, les phénomènes généraux cédèrent au bout de quatre jours, mais la température resta élevée et bientôt se produisit une tuméfaction qui augmenta progressivement. M. le Dr Desportes fit une laparotomie iliaque au début d'août 1886 et donna issue à une quantité considérable de pus. Guérison.

Depuis treize ans, il n'y a pas eu de récidive. Pas d'éventration.

Observation XX

Jeune homme opéré en 1896, par M. Jaboulay pour un abcès parapendiculaire. [M. le Dr Audry, médecin des hôpitaux, qui a bien voulu nous donner des renseignements sur la santé de ce malade qu'il traitait, nous a dit qu'il n'y avait jamais eu de rechute.

Voir au chapitre III (§ 2) les observations XIV et XV.

D. *Appendicites opérées à chaud avec résection de l'appendice*

Nous avons éliminé de ce groupe les cas de péritonite généralisée avec résection de l'appendice, dont nous avons fait une catégorie à part (v. obs. VII et VIII, chapitre III, § 1 et chapitre IV obs. XVIII).

Observation I

C. J..., quarante-huit ans. Entré le 2 mars 1894.

Début le 22 février, par des douleurs et des phénomènes d'occlusion intestinale.

A l'entrée. Abattement, prostration. Fièvre, ventre ballonné.

A droite, tuméfaction fluctuante.

Opération d'urgence. Vaste abcès enkysté.

Appendice gangrené et oblitéré par un calcul au point d'abouchement dans le cæcum. Résection.

Le malade nous a écrit, il ne souffre plus et n'a pas d'éventration.

Observation II

Ch..., cinquante-six ans. Première attaque. Opéré d'urgence le 30 mars par M. Jaboulay.

Le début de l'affection remontait à huit jours.

Appendice long de 23 centimètres qui se réduit à 16 après résection.

Revu trois mois après.

Petite fistule.

Pas d'éventration.

Observation III

R... J., seize ans. Entré le 9 décembre 1898.

Deux attaques antérieures, l'une il y a un an et demi, l'autre huit mois avant celle qui amène le malade à l'hôpital.

Début brusque au milieu de son travail, le 7 décembre, par une douleur très vive. Un seul vomissement. Peu de météorisme. Presque pas de vomissements. Fièvre. Yeux cernés.

Opération le 9 décembre à l'entrée.

On trouve une poche purulente et à l'intérieur l'appendice qui mesure 5 à 6 centimètres. On met sur sa base une pince à demeure. On le résèque et on draine.

L'appendice ne présente pas de cavité close, mais des lésions diffuses de la muqueuse qui est amincie. Vers son milieu il présente une perforation du volume d'une lentille.

Pas de douleurs ni d'éventration.

Observation IV

D. . Ph., quarante-deux ans. Entrée le 8 juillet 1898.

Première crise il y a quatre ou cinq ans.

Début de la dernière attaque, le 1er juillet, par de la douleur et des vomissements.

A l'entrée ceux-ci ont cessé. L'état général est satisfaisant.

Ventre peu ballonné. Dans la fosse iliaque droite, masse volumineuse et fluctuante avec autour, de l'empâtement diffus.

Incision iliaque. Cæcum entouré d'adhérences. En les déchirant on ouvre un gros abcès. L'appendice apparaît comme un petit boudin, facilement décollable, totalement sphacélé et qu'on résèque en plaçant une pince à sa base. Guérison.

Résection de l'appendice à froid (v. obs. XIX et XX, chapitre IV).

Observation I

R. . A., trente-neuf ans. Entré le 8 juin 1899. Rien antérieurement.

Début il y a quinze jours par douleur et un vomissement. Ces phénomènes se calmèrent très rapidement, mais une certaine gêne persista dans le côté droit et le malade décida de se faire opérer sur les conseils de son médecin.

Actuellement ventre souple. Pas de fièvre. Bon état général. On sent toujours de l'empâtement dans la fosse iliaque droite.

Opéré le 12 juin, par M. le professeur agrégé Bérard.

Incision iliaque, protection de la cavité péritonéale par mèches de gaze. Cæcum entouré de quelques adhérences. En le soulevant on trouve un abcès, et dans celui-ci l'appendice gangrené et sectionné à 3 centimètres environ du cæcum et qui renferme encore un petit calcul stercoral.

Pince à demeure sur sa base.

Drainage et guérison.

Observation II

J. M..., cinquante et un an. Entrée le 22 juin 1895.

Pas d'attaque antérieure.

Il y a un mois, à l'examen d'un effort, douleur interne dans la fosse iliaque droite sans vomissements.

Cette douleur a persisté depuis mais très atténuée.

A l'entrée, bon état général.

Dans la fosse iliaque droite, tumeur un peu allongée verticalement, un peu douloureux à la pression.

Autre tuméfaction sur la ligne médiane et remontant au-dessus de la moitié de la ligne ombilico-pubienne.

La température oscille entre 37 et 38 degrés.

Disparition peu à peu de ce double plastron.

En octobre, résection à froid de l'appendice.

Opération simple.

Appendice épais et dur. Méso épaissi et lipomateux. Petite cavité close.

Observation III

P. J..., quarante ans, tisseur. Entré le 19 juillet 1898.

Entéro-colite muco-membraneuse et douleur dans la fosse iliaque droite constatée pour la première fois le 30 avril 1898, salle Saint-Augustin (service de M. le professeur Bondet).

Rentré à Saint-Augustin le 20 juillet.

Les douleurs persistant, il passe le 16 août à Saint-Philippe (service de M. le professeur Poncet).

Pas de signes physiques nets, pas d'état général.

19 août. Appendicectomie. Opération facile.

L'appendice est libre, sans rétrécissement ni oblitération.

Pas d'inflammation récente de la muqueuse.

Dans son fond, deux boulettes stercorales et deux pépins de raisin. Réfection de la paroi abdominale.

Guérison le 5 septembre 1899. Pas d'éventration.

Observation IV

M. J..., dix-huit ans, ébéniste. Entré le 27 juin 1894.

6 accès antérieurs. Le dernier datant d'un mois et demi. Pas d'éventration.

A l'entrée, pas d'état général.

Aucun signe local.

Résection de l'appendice. Pas de détails sur l'opération.

Observation V

O. H..., quatorze ans. Entré le 25 mars 1898.

Plusieurs attaques. La dernière il y a un mois, au cours de laquelle ventre ballonné. Vomissements bilieux, un vomissement fécaloïde.

A l'entrée, ni signes généraux, ni signes locaux.

Opération le 29 mars. Cæcum facilement attiré, résection de l'appendice, qui est épais, grisâtre, à la coupe muqueuse épaisse ; rétrécissement avec un calcul.

Nous avons eu des nouvelles de ce malade, il se porte très bien, il n'a pas eu d'éventration.

Observation VI

G. MM..., vingt-trois ans. Entré le 14 janvier 1895.

Résection de l'appendice, huit jours après maximum d'une crise. Appendice enflammé. Calcul à l'intérieur.

Observation VII

V. A..., dix-neuf ans. Entré le 17 mai 1894.

Quatre attaques antérieures. A l'entrée, pas de signes généraux ni locaux. A l'opération, petit abcès autour de l'appendice, qui est enlevé. Perforation au sommet.

Observation VIII

T. A.... dix-sept ans. Entré en octobre 1898.

Sixième attaque. Opération huit jours après la dernière. L'appendice est volumineux. On le résèque.

Nous avons revu le malade qui va très bien et n'a pas d'éventration.

Observation IV

A. D... Cinq attaques. Résection de l'appendice, qui est épaissi sans perforation. Guérison. Pas d'éventration.

Observation X

X..., vingt ans. Cinq attaques. Appendice, 10 cent. de long. Parois épaisses. Deux points rétrécis.

Observation XI

G..., vingt-neuf ans. Trois attaques. Résection de l'appendice. Rien de particulier. Nous avons reçu de ses nouvelles, pas d'éventration.

Observation XII

H. P..., dix ans. Plusieurs attaques. Résection de l'appendice, pas de détails sur l'opération.

Observation XIII

J. L..., dix-huit ans. Cinq attaques. Opéré le 26 mars 1898.

Appendicite chronique. Pas de corps étrangers ni de rétrécissements. Revu le malade, pas d'éventration.

Observation XIV

C. M..., quarante-huit ans. Plusieurs attaques. Après la dernière, on sent de l'empâtement dans un endroit. Résection de l'appendice. Un peu de pus à son intérieur, pas de corps étrangers.

Observation XV

G ... dix-huit ans. Entré le 16 juillet. Première attaque, qui a débuté le 3 juillet. A l'entrée, pas de fièvre. Dans la fosse iliaque droite, petit boyau du volume de l'index. Résection de l'appendice, qui présente une perforation à son extrémité.

Observation XVI

P..., vingt-six ans. Plusieurs attaques. Entre à l'hôpital le 25 septembre 1896, à cause des douleurs. Petite tumeur dans la fosse iliaque droite. Appendice collé à la face postérieure du cæcum. Pas d'éventration.

Observation XVII

B..., trente-trois ans. Première attaque en juin 1897. Opération, décembre 1898. On ne peut trouver l'appendice et on fait au cæcum une déchirure. Guérison, février 1899. Le malade nous a écrit depuis qu'il avait eu une rechute dont nous ne connaissons pas encore l'issue.

Observation XVIII

M. ., dix-sept ans. Opération le 23 décembre 1898. Appendice en forme de fer à cheval, épaissi. Au milieu, rétrécissement et au-dessous, liquide séro-purulent.

Observation XIX

B..., opéré en mars 1895. On ne peut enlever l'appendice, perdu au milieu d'une masse inflammatoire. Six mois après, récidive. Résection de l'appendice, dont la paroi avait été traversée par un calcul.

CONCLUSIONS

En présence d'une appendicite qui débute, il est impossible de pronostiquer d'une façon certaine comment elle évoluera. Quelle que soit la bénignité apparente des accidents, ils peuvent à bref délai donner lieu à des complications mortelles.

La plus redoutable par sa précocité et l'impossibilité de la diagnostiquer à temps est la perforation de l'appendice avec péritonite diffuse consécutive. C'est une complication fréquente. M. Talamon la signale dans 10 pour 100 des cas et ce chiffre s'élève à 15, 20, 25 pour 100 dans les statistiques des chirurgiens. La statistique de M. Chauvel qui porte sur 171 cas traités éclectiquement attribue une mortalité de 30 pour 100 au traitement médical et de 31,8 pour 100 au traitement chirurgical. Il est légitime de supposer que les accidents de péritonite ont été pour beaucoup dans cette proportion élevée.

De la lecture des observations, il résulte que la perforation appendiculaire et la péritonite se produisent habituellement entre la vingtième et la quarante-quatrième heure à dater du début de la crise. On a pu exceptionnellement la constater au bout de seize heures et il est des cas où elle s'est produite après quarante-huit heures.

Le seul moyen de la prévenir est de recourir à l'appendicectomie quand le diagnostic est posé et le chirurgien appelé dans les quarante-quatre premières heures.

Pratiquée aussi précocement, c'est une opération facile qui permet à coup sûr d'enlever l'appendice et dont la bénignité est telle, que pour tous les chirurgiens elle doit être considérée comme innocente. En effet, ici comme dans beaucoup d'autres opérations, comme dans la hernie étranglée par exemple où le pronostic est subordonné à l'état de l'intestin et non à la kélotomie elle-même ; ici c'est l'état de l'appendice et du péritoine qui est le plus souvent responsable des accidents mortels consécutifs.

Passé cette première période de la maladie, les dangers d'une perforation sont notablement diminués et la conduite pourra varier suivant les circonstances.

Si les phénomènes généraux persistent (température, état nauséeux, pouls rapide) et que d'autre part il n'y ait pas de phénomènes locaux appréciables il faudra redouter l'absence de limitation du processus, sa diffusion de proche en proche au péritoine et opérer de suite au même titre que précédemment. A plus forte raison encore, si on trouve de la péritonite.

La constatation d'un commencement de tuméfaction dans la fosse iliaque est généralement l'indice de l'enkystement du foyer et quelque temporisation est alors permise. La température, le pouls, l'habitus extérieur du malade devront être soigneusement et fréquemment notés. Au moindre soupçon d'abcès collecté, il sera nécessaire d'ouvrir et de drainer. On ne regrettera pas d'être intervenu trop tôt et le contraire s'est vu maintes fois.

La résection de l'appendice n'est pas nécessaire, et la

thèse d'Ollivier, celle de Coittier et nos recherches personnelles nous permettent de conclure que souvent après suppuration l'appendice cesse d'être dangereux.

Au contraire, si on assiste à la formation d'un plastron de périappendicite plastique et que les phénomènes généraux soient peu accusés, il sera préférable, tout en surveillant exactement le malade, d'attendre la fin de la crise pour pouvoir opérer à froid.

L'appendicectomie à froid constitue en effet le traitement de choix de l'appendicite avec péritonite plastique après résolution et de l'appendicite chronique d'emblée.

Dans ces formes, et contrairement à ce que nous avons vu pour les cas de suppuration, il faut enlever l'appendice. La guérison n'est qu'à ce prix.

Mais c'est là un désidératum qui n'est pas toujours facile à remplir lorsqu'il reste des adhérences. Il sera parfois utile de recourir à l'artifice de l'appendicectomie sous-péritonéale mise à profit par M. le professeur Poncet et que nous avons décrit.

Nous nous sommes longuement étendu sur le manuel opératoire de l'appendicectomie et sur les modifications personnelles qu'y ont apporté divers auteurs. On ne saurait donner de règles fixes. Cependant, il faut insister sur la nécessité d'assurer d'une façon méthodique et complète l'occlusion de l'orifice créé par la section de l'appendice. On le fermera à l'aide d'un double plan de sutures et on fera autant que possible disparaître le moignon.

En résumé : *Le traitement de l'appendicite est un traitement chirurgical qui consistera suivant les circonstances que nous avons déterminées soit en une laparotomie iliaque avec appendicectomie (opération idéale)*, *soit seulement en une simple mais large ouverture du foyer infectieux avec drainage.*

En pratique, l'opération doit être aussi hâtive que possible. Elle seule donne la sécurité dans le cours d'une maladie redoutable et dont il est impossible de fixer le pronostic lorsqu'elle est abandonnée à elle-même, c'est-à-dire traitée médicalement.

TABLE

Lyon. — Imp. A. Rey, 4, rue Gentil. — 21043

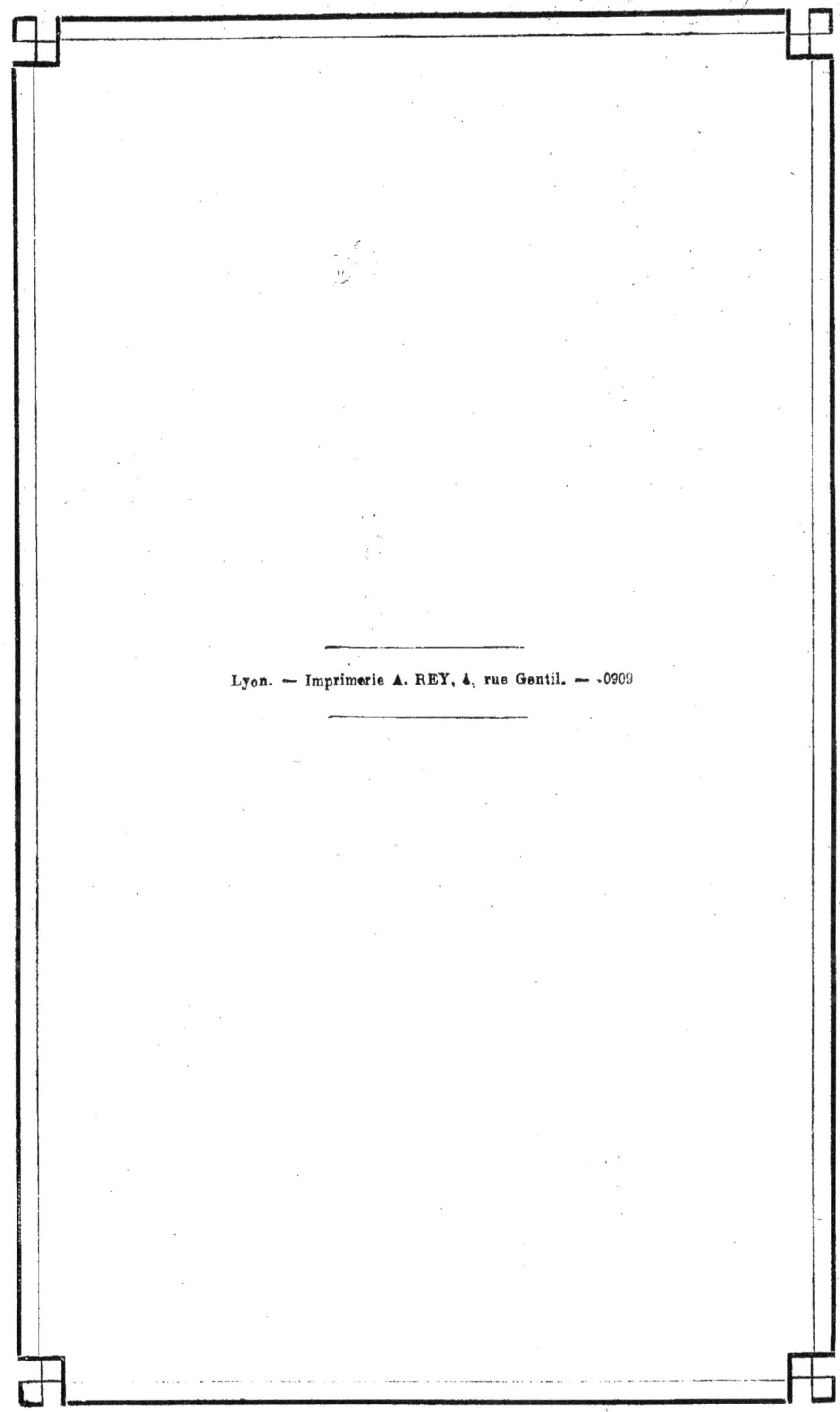

Lyon. — Imprimerie A. REY, 4, rue Gentil. — 0909

www.ingramcontent.com/pod-product-compliance
Ingram Content Group UK Ltd.
Pitfield, Milton Keynes, MK11 3LW, UK
UKHW021108220726
13924UKWH00004B/1586

9 782019 665166